Sanft abnehmen mit 1234Fit

I0420883

Dr. Roland Spiegler war zunächst in der Chemischen Industrie in den USA und in Deutschland, danach viele Jahre als Unternehmensberater tätig.

Das Programm 1234Fit ist aufgrund seiner persönlichen Erfahrungen entstanden: Nachdem mehrere Anläufe, durch unterschiedlichste Diäten und Sportprogramme zu seiner früheren Fitness zurückzufinden, erfolglos verliefen, entwickelte er eine neue und einfache Methode.

Fit zu werden ohne jede Form von Zwang, nur durch eine gesündere Ernährung und durch Aktivierung des körpereigenen Bewegungsdrangs, das war sein erklärtes Ziel.

Heute hat er sein Ziel erreicht: dauerhaft fit ohne Stress!

Mit dem vorliegenden Buch gibt er seine Erfahrungen weiter, um anderen Menschen zu helfen, auf einfache und natürliche Weise fit zu werden.

Mehr Infos: www.1234fit.com

Dr. Roland Spiegler

Sanft abnehmen mit 1234Fit

Dauerhaft fit in vier einfachen Schritten!

Printed by CreateSpace

Alle Empfehlungen in diesem Buch wurden vom Autor gründlich recherchiert und geprüft. Dennoch kann keine Garantie übernommen werden. Eine Haftung des Autors für Personen-, Sach- und Vermögensschäden ist ausgeschlossen.

ISBN 978-1519347602

Dr. Roland Spiegler - Sanft abnehmen mit 1234Fit

1. Auflage

Printed by CreateSpace, an Amazon.com Company

Inhalt

Vorwort

Liebe Leserin, lieber Leser,

zur Entscheidung, etwas für Ihre Gesundheit zu tun und wieder fit zu werden, gratuliere ich Ihnen! Ich bin mir sicher, dass Sie mit dem Kauf dieses Buches eine gute Wahl getroffen haben.

Ich wünsche Ihnen bei der Umsetzung der Methode 1234Fit viel Spaß und würde mich sehr freuen, wenn Sie schon bald sagen können: „Super - ich fühle mich wohl und bin topfit!"

Ihr

Dr. Roland Spiegler

Wichtiger Hinweis

In dem vorliegenden Buch finden Sie Tipps zur Umstellung Ihrer Ernährung und zur Verbesserung der Fitness durch Bewegung. Bestimmte Lebensmittel können für Menschen ungeeignet sein, die an Unverträglichkeiten, Allergien oder Krankheiten leiden, Medikamente einnehmen oder sich in medizinischer Behandlung befinden. Manche Bewegungsformen können Personen schaden, die an Erkrankungen oder Verschleiß des Bewegungsapparates leiden. Bitte prüfen Sie daher sorgfältig, bevor Sie einen Vorschlag oder eine Empfehlung umsetzen, ob aus medizinischer Sicht etwas dagegen spricht und fragen Sie, falls Sie unsicher sind, Ihren Arzt um Rat.

Gehen Sie bitte keine Risiken ein. Ihre Gesundheit ist ein wertvolles Gut!

1234Fit – der Unterschied zu Diät oder Fitnessprogramm

Das Problem – Der Teufelskreis

Oft fängt der Teufelskreis mit Ende 20 oder Mitte 30 an. Zuerst macht man sich wenig Gedanken über das Essen und schaufelt ungesunde Nahrung in sich hinein. Beruflich eingespannt hat man nicht viel Zeit, sich mit der Ernährung zu beschäftigen. Anfangs ist es kein Problem, man ist ja (noch) körperlich fit. Doch weil man bequemer wird und auch die Bewegung vernachlässigt, setzt der Körper langsam Fett an.

Ein paar Jahre später hat man Übergewicht und die Fitness ist dahin. Man macht sich Sorgen und hofft, dass man irgendwann einmal wieder abnehmen wird und eine schlanke Figur im Spiegel erblicken kann. Doch der Antrieb fehlt. Das falsche Essen macht müde, führt zu einem weiteren Aufbau der Fettreserven. Sport möchte man treiben, aber Lust dazu hat man keine.

Irgendwann fängt auch der Bewegungsapparat an, einzurosten. Es schleichen sich Schmerzen wie Rückenschmerzen ein, selbst leichte Bewegungen fallen jetzt schwer. Man glaubt, dass man eben älter wird und sich schonen muss. Also bewegt man sich noch weniger.

Die Stimmung ist dahin. Lustlos meidet man selbst kleine Bewegungen, tröstet sich mit ungesundem Essen. Man ist gefangen in einem Teufelskreis aus Übergewicht, Antriebslosigkeit und Bewegungsmangel. Wie kommt man da je wieder raus?

Warum Diäten und Fitnessprogramme nicht helfen

In dieser Situation greifen viele Menschen frustriert zu einer Diät, vielleicht auch noch in Kombination mit einem Fitnessprogramm. Sie wollen so schnell wie nur möglich viele Kilos abnehmen und wieder schlanker werden. Interessant klingen daher besonders Diäten, die eine deutliche Gewichtsreduktion in besonders kurzer Zeit versprechen. Man möchte die Diät ja möglichst schnell hinter sich lassen.

Allein der Gedanke an die Worte „Diät", „Training", „Hungern" oder „Verzicht" bereitet schließlich ein Unbehagen. Doch man motiviert sich, redet sich ein, dass man eben ein paar Wochen lang den „Inneren Schweinehund" überwinden müsse. Man verabredet sich in Abnehmgruppen mit Gleichgesinnten, damit die Quälerei leichter fällt. Man tröstet sich, weil es ja vielen anderen ebenso wie einem selbst ergeht.

Und falls man eine Diät oder ein Fitnessprogramm tatsächlich absolviert hat, dann ist man eine kurze Zeit stolz darauf, dass man so tapfer durchgehalten hat. Man sieht besser aus und erhält durch die Freunde und Bekannte eine positive Bestätigung („Du hast aber abgenommen!", „Gut siehst Du aus!").

Doch frustriert stellt man schon nach einiger Zeit fest, dass die Waage wieder ein paar Kilos mehr anzeigt. Nach wenigen Wochen oder Monaten ist der Effekt gänzlich verpufft und unter Umständen wiegt man sogar mehr als vor der Diät. Langfristig hat die Diät also gar nichts gebracht!

Warum ist das eigentlich so? Es liegt u.a. an diesen Punkten:

- Bei einer Diät werden die Kohlenhydratspeicher und das darin enthaltene Wasser abgebaut, in Summe etwa 3 kg. Der Körper füllt den Speicher bei erster Gelegenheit in wenigen Tagen wieder auf
- Man hat durch die Mangelernährung auch viel Muskelmasse (und nicht wie gewünscht nur Fett) abgebaut. Der Grundumsatz des Körper hat sich dadurch verringert und man nimmt schneller zu als vor der Diät
- Das Übergewicht hatte eine Ursache, die nicht beseitigt wurde

Wenn Sie die Zusammenhänge im Detail verstehen möchten, warum Diäten nicht funktionieren, dann lesen Sie das Kapitel „Der Jo-Jo-Effekt - einfach erklärt" im Anhang des Buches und sehen Sie sich das Video „Warum Diäten nicht funktionieren" auf dem YouTube-Kanal von 1234Fit an.

1234Fit – Der Unterschied

Bei 1234Fit werden die zwei häufigsten **Ursachen** für unzureichende Fitness bekämpft, nämlich falsche Ernährung und mangelnde Bewegung, nicht nur die daraus resultierenden **Symptome,** wie Antriebslosigkeit oder das Übergewicht[1]. Das Gewicht wird zwar kontrolliert, aber es gibt keine Zielvorgaben, die es wöchentlich zu erreichen gilt. Kalorien werden nicht gezählt, bei vernünftiger Ernährung signalisiert der Körper ganz von selbst durch ein Sättigungsgefühl, wann es genug ist.

Ziel von 1234Fit ist es nicht, in möglichst kurzer Zeit sehr viel Gewicht zu verlieren, sondern den Körper nachhaltig fit zu machen. Wenn dies erreicht ist, dann stellen sich ein normaler Body-Mass-Index[2] und damit ein normales Gewicht in einer überschaubaren Zeit von wenigen Monaten ganz von selbst ein. Und dies alles ohne Hungern oder Stress!

---

[1] Genetisch oder krankheitsbedingtes Übergewicht muss ärztlich behandelt werden

[2] Der Body-Mass-Index (BMI) ist eine Zahl, welche das Körpergewicht in Relation zur Körpergröße im Quadrat setzt. BMI = Körpermasse (in kg) / Körpergröße^2 (in Metern). Ein BMI zwischen 18,5 und 25 (kg/m^2) wird als normalgewichtig eingestuft.

1) Programmüberblick

Dieses Kapitel soll Ihnen einen Überblick geben

- auf welchen Leitlinien das Programm 1234Fit aufbaut,
- wie Sie sich die vier Schritte des Programms in etwa vorstellen können und
- welche Kapitel Sie gegebenenfalls, je nach Kenntnisstand, überspringen können.

Die Leitlinien des Programms

1234Fit beruht auf acht Leitlinien, die bei der Ausarbeitung der vier Schritte des Programms eine wesentliche Rolle spielten.

<u>(1) Der Wille arbeitet nie gegen den Körper</u>

Fast jede Methode, um fit zu werden und Gewicht abzunehmen, arbeitet nach dem Prinzip, den Körper vollständig zu kontrollieren und zu dominieren. Dabei hält es niemand langfristig durch, dem Körper dauerhaft Nahrung vorzuenthalten oder Sport aufzuzwängen. Diäten oder Trainings, die darauf abzielen, tragen nur zum bekannten Jo-Jo-Effekt bei. Sie nehmen zwar schnell ein paar Kilos ab, stehen dafür aber im nächsten Jahr wieder vor dem gleichen Problem.

Bei 1234Fit lernen Sie, Ihrem Körper zu vertrauen und auf ihn zu hören. Das Programm wendet sich nicht gegen Ihren Körper, sondern stimuliert den körpereigenen Drang nach ausgewogener Ernährung und nach Bewegung.

<u>(2) Sattessen ist immer erwünscht</u>

Durst und Hunger in uns hervorzurufen, sind körpereigene Mechanismen, um uns zu signalisieren, dass dem Körper etwas fehlt. So wie Sie derzeit Ihrem Körper vertrauen, wenn sie durstig sind und spätestens dann etwas trinken, werden Sie lernen, dass Sie sich bei vernünftiger Ernährung auch auf das Hungergefühl verlassen können.

Ihr Körper bestimmt alleine und signalisiert Ihnen, wann er Nahrung benötigt und wann es genug ist. Daher bringt auch Kalorienzählen nichts – lernen Sie Ihrem Körper zu vertrauen!

<u>(3) Regeln für eine nachhaltige Ernährung sind wichtig, nicht einzelne Rezepte</u>

Natürlich wäre es möglich, dem Programm 1234Fit eine Vielzahl an Rezepten zur Seite zu stellen. Aber das ist gar nicht nötig. Lernen Sie stattdessen die Grundprinzipien von 1234Fit und erfahren Sie, worauf es bei einer nachhaltigen Ernährung ankommt. So können Sie aus der Fülle an Rezepten, die in Zeitschriften, Büchern oder im Internet verfügbar sind, für Sie geeignete Rezepte auswählen. Und Sie erfahren in diesem Buch, wie Sie mit einfachen Tipps Ihre

Lieblingsrezepte anpassen können oder eigene, neue leckere Kreationen erstellen können.

Schließlich hat nicht jeder Spaß an den gleichen Lebensmitteln und Kochideen oder will den gleichen Aufwand in der Küche treiben. Regeln für eine nachhaltige Ernährung ermöglichen es in jeder Lebenssituation - beim Einkauf im Supermarkt, am Imbiss-Stand, in der Kantine oder beim Restaurantbesuch - eine sinnvolle Auswahl zu treffen.

(4) Keinen 'inneren Schweinehund' überwinden, keine Pflichtübungen

Etwas zu tun, was man eigentlich gar nicht möchte, das beinhaltet der Ausdruck „Inneren Schweinehund überwinden". Doch es ist gar nicht zielführend, sich antreiben zu müssen, einem Gruppenzwang zu unterliegen oder erst durch einen Personal Trainer motiviert zu werden.

Erst wenn wir Spaß an einer Bewegung haben, dann bleiben wir auch von selbst und ganz ohne Zwang dabei. Und deshalb sollte die Bewegung auch zu uns passen. Jeder Mensch hat Spaß an anderen Bewegungsformen, nicht jeder liebt quälende Trainingseinheiten im Fitness-Studio oder auf der Laufstrecke.

Und neben der Bewegungsart sollte auch der Zeitpunkt stimmen. Bei vernünftiger Ernährung will der Körper ganz von alleine seinen natürlichen Bewegungsdrang ausleben.

(5) Es werden keine Diät-Pillen oder Wunder-Mittel zum Abnehmen empfohlen

Eine gesunde, ausgewogene Ernährung und ausreichend Bewegung reichen aus, um dauerhaft fit zu werden und dabei – völlig ohne Zwang – auf natürliche Art und Weise abzunehmen. Das Programm 1234Fit erfordert keine Einnahme von Nahrungs-ergänzungsmitteln. Ausgenommen sind natürlich Empfehlungen des Arztes, um z.B. spezifische Mangelerscheinungen, die Sie in Ihrer Lebenssituation vielleicht haben, auszugleichen.

Nehmen Sie bitte keine Diät-Pillen oder sonstige Wunder-Mittel zu sich, die eine beschleunigte Gewichtsreduktion versprechen. Denken Sie daran – gesunde Ernährung und Bewegung sind die Basis für Ihre zukünftige Fitness. Alles andere wäre bedenklich!

(6) Kein Widerspruch zu gesundem Menschenverstand, modernen Erkenntnissen

Bei der detaillierten Ausarbeitung der Methode 1234Fit wurde großer Wert darauf gelegt, dass Grundlagen, Erklärungen, Tipps oder Empfehlungen nicht im Widerspruch zum gesunden Menschenverstand oder zu modernen, wissenschaftlichen Erkenntnissen stehen. Dies sollte eigentlich selbstverständlich sein, ist aber aufgrund der zahlreichen, zweifelhaften Diätprogramme, die leider immer wieder in unterschiedlichen Kommunikationskanälen kursieren, trotzdem erwähnenswert.

(7) Langsam abnehmen und fit werden, damit der Körper sich anpassen kann

Eine zu schnelle Gewichtsreduktion kann den Organismus, insbesondere den Kreislauf, unnötig belasten. Warum eine überhastete Abnahme zu einem Jo-Jo-Effekt führen kann, lesen Sie im Kapitel „Der Jo-Jo-Effekt – einfach erklärt" im Anhang des Buches.

Außerdem muss sich der gesamte Bewegungsapparat an die zusätzliche Bewegung anpassen – Sehnen und Bänder brauchen im Gegensatz zu Muskeln viel Zeit dafür.

(8) Ziel ist es, topfit zu werden, ohne zum Hochleistungssportler zu mutieren

Topfit zu werden und einen ästhetischen, wohlproportionierten Körper aufzubauen ist das gesetzte Ziel des Programms 1234Fit. Etwas ganz anderes ist es dagegen, auf Wettkampfniveau zu trainieren oder als Bodybuilder Muskeln gezielt aufzubauen und zu definieren. Letzteres ist nicht Ziel von 1234Fit.

Natürlich können Sie Ihren sportlichen Ehrgeiz nach Absolvieren des Programms beliebig ausleben, das ist Ihre Entscheidung!

Vier einfache Schritte zum Erfolg im Überblick

Wie Sie sich die vier Schritte des Programms vorstellen können und sich in den einzelnen Phasen von 1234Fit fühlen werden, das erfahren Sie hier im Überblick.

Schritt 1- Impulse durch die Ernährung (ab Seite 69)

Zuerst stellen Sie die Ernährung um. Sie lernen, was ungesund an den derzeit konsumierten Lebensmitteln ist und legen den Grundstein für eine dauerhaft gesunde Ernährung. Sie setzen erste Impulse, die einen Abbau von Körperfett begünstigen.

Ohne Kalorien zu zählen oder zu hungern, beobachten Sie ganz entspannt, was jetzt in Ihrem Körper passiert. Das Körpergewicht verändert sich in dieser Phase kaum. Aber schon nach kurzer Zeit merken Sie, dass die Lethargie langsam verschwindet – Sie fühlen sich wacher, aufmerksamer und aktiver. Nachdem Sie gegessen haben sind Sie gesättigt, ohne ein Völlegefühl zu haben. Der ständige Hunger ist verschwunden!

Das erste Ziel ist erreicht.

Schritt 2 - Spaß an Bewegung (ab Seite 181)

Nach wenigen Wochen ist es soweit. Ihr Körper signalisiert Ihnen, dass er bereit für etwas Bewegung ist. Wichtig ist, jetzt eine Bewegungsform auszuwählen, die Ihnen Spaß macht. Ob dies Wandern, Fahrradfahren, Tanzen, Schwimmen, ein Einkaufsbummel, eine Städtetour oder etwas anderes ist, spielt dabei keine Rolle. Der Leitfaden des Programms hilft Ihnen, die passende Bewegungsform zu finden.

Ohne Trainingsziel geht es jetzt daran, Spaß an der Bewegung zu haben. Sie beobachten, wie Ihr Körper auf die entspannte Bewegung reagiert. Sie genießen es, wieder etwas aktiver zu sein. Und irgendwann bemerken Sie ganz nebenbei – Sie haben tatsächlich das erste Kilo abgenommen, ganz ohne Hungern oder Zwang.

Schritt 3 - Freude an Freizeitsport (ab Seite 201)

Nach etwa sechs bis zehn Wochen seit Start des Programms stellen Sie fest, dass Ihr Körper nach mehr Bewegung verlangt. Jetzt können Sie die Intensität oder die zeitliche Dauer der Bewegung erhöhen. Vielleicht haben Sie sogar Spaß daran, einen ersten Freizeitsport zu testen? Langsam und ganz entspannt beginnen Sie, Sport zu treiben.

Der Körper gibt das Tempo vor, mit dem Sie den Freizeitsport intensivieren. Beim Blick in den Spiegel fallen erste kleine Veränderungen auf – der Körper wirkt ein bisschen straffer und der Blick auf die Waage bestätigt: Sie nehmen langsam, aber kontinuierlich ab. Muskeln werden aufgebaut, Fett verschwindet.

Die langsam steigende Muskelmasse erhöht den Grundumsatz. Sie verbrauchen mehr Kalorien, die Gewichtsreduktion beschleunigt sich jetzt. Je nachdem, mit welchem Übergewicht und auf welchem Fitnesslevel Sie gestartet sind, haben Sie nach ein bis drei Monaten in Schritt 3 das Übergewicht bis zur Hälfte reduziert.

Schritt 4 - Dauerhaft fit (ab Seite 217)

Wenn Sie feststellen, dass Sie bei Ihren sportlichen Aktivitäten einen Ehrgeiz entwickeln und die Gewichtsabnahme 1,5 bis 2 Kilo pro Woche erreicht oder überschreitet, können Sie bereits daran denken, den Umstellungsprozess des Körpers langsam zu bremsen. Sie haben Muskeln aufgebaut und den Fettanteil reduziert, aber die Sehnen und Bänder brauchen mehr Zeit, um sich auf die erhöhte Bewegungsintensität einzustellen.

Jetzt werden die Impulse zum Abbau von Körperfett, die in Schritt 1 gesetzt wurden, zurückfahren. Sie achten aber darauf, sich weiterhin gesund zu ernähren. Sie überlegen, wie Sie Ihre sportlichen Aktivitäten im Alltag verankern können, sei es durch eine Mitgliedschaft in einem Verein, regelmäßige Treffen in einer offenen Sportgruppe oder ein einfaches kurzes Training zuhause. Der Leitfaden des Programms gibt Ihnen dabei wertvolle Tipps, egal für welche Variante Sie sich entscheiden sollten.

Etwa vier bis sechs Monate nach Start des Programms haben Sie zwei wichtige Ziele erreicht:

1. Sie sind körperlich fit, haben ihr Übergewicht ganz oder zum überwiegenden Teil abgebaut, schauen Ihren Körper wieder gerne im Spiegel an und freuen sich, ein aktives Leben zu führen.

2. Sie haben verstanden, worauf es ankommt und haben die Grundlage gelegt, auch in den kommenden Jahren dauerhaft fit zu bleiben.

Hinweise zur Anwendung des Buches

Das Buch enthält vor den ausführlich dargestellten Programm-schritten von 1234Fit das Kapitel

„Grundlagen der Ernährung – Die Basics" (Kapitel 2).

In diesem Kapitel können Sie Grundlagen und Begriffe nachlesen, auf die in den einzelnen Programmschritten von 1234Fit immer wieder zurückgegriffen wird. Ziel ist es dabei nicht, eine umfassende Einführung in die Ernährungswissenschaften zu geben, das würde den Rahmen des vorliegenden Buches bei weitem sprengen.

Ob Sie das Kapitel 2 vor dem Einstieg in die Ernährungsumstellung (Kapitel 4) komplett lesen möchten oder nur später bei Interesse zum Nachschlagen verwenden, ist Ihnen natürlich freigestellt. Für eine erfolgreiche Umsetzung des Programms ist es übrigens nicht erforderlich Kapitel 2 zu lesen.

Für Personen, die sich derzeit mit gesunder Ernährung sehr schwer tun, gibt es einen sogenannten

„Soft-Einstieg" (Kapitel 3).

Prüfen Sie einfach, ob Sie sich angesprochen fühlen, ansonsten können Sie direkt mit „Was Sie in Schritt 1 erwartet" auf Seite 71 in Kapitel 4 loslegen!

2) Grundlagen der Ernährung – Die Basics

„*Gesunde* Ernährung" versus „*Gesündere* Ernährung"

Unter „*gesunder* Ernährung" versteht jede Person, basierend auf ihren individuellen Ansprüchen und den zeitlichen und finanziellen Möglichkeiten, etwas ganz anderes. „Gesund ernähren" bedeutet für jemand, der sich viel von Softdrinks und Fastfood ernährt, vielleicht schon, wenn man ab und zu einmal einen Salat, etwas Obst oder Gemüse zu sich nimmt.

Für Menschen, die viel Wert auf eine vernünftige Ernährung legen, gehört nicht nur ein ausgewogenes Angebot an Nahrungsmitteln dazu, sondern auch die Frische, Herkunft, Anbau- bzw. Haltungsmethoden der Erzeuger spielen eine große Rolle. Für einen Vegetarier ist vielleicht sogar der Eigenanbau von Gemüse oder das Züchten von Sprossen aus Keimsaaten ein zwingender Bestandteil einer „gesunden Ernährung".

Aber auch unter Ernährungsexperten gibt es unterschiedliche Meinungen und Philosophien zu diesem Thema. Daher liegt der Fokus der Methode 1234Fit nicht auf dem Erreichen einer absolut gesehen „*gesunden* Ernährung", die aus den bereits genannten Gründen schwer zu definieren ist.

Der Schwerpunkt hinsichtlich Ernährung liegt beim Programm 1234Fit darin, auf jeden Fall eine im Vergleich zur derzeitigen Situation deutlich „*gesündere* Ernährung" zu ermöglichen. Es geht dabei in erster Linie darum, die größten „Ernährungssünden" zu eliminieren und die Ernährung deutlich ausgewogener zu gestalten.

Was braucht der Körper?

Nicht nur der Energiegehalt der Nahrung ist von Bedeutung, sondern auch ihre Zusammensetzung spielt eine große Rolle, um dauerhaft gesund zu bleiben.

Die wesentlichen Nährstoffe sind:

- Eiweiß
- Fett
- Kohlenhydrate
- Ballaststoffe
- Vitamine
- Mineralstoffe
- Spurenelemente

Neben diesen Nährstoffen ist natürlich auch Wasser zwingend für das Stoffwechselgeschehen im Körper erforderlich.

1) Eiweiß

Eiweiße (= Proteine) sind aus Aminosäuren aufgebaut. Eiweiß spielt im Körper eine bedeutende Rolle, da die Zellen zum Großteil aus Proteinen bestehen, die einem ständigen Aufbau und Abbau unterliegen. Im Gegensatz zu Kohlenhydraten und Fetten kann der Körper keine Eiweiße speichern, sie müssen also ständig zugeführt werden. Nur einen Teil der in Eiweißen enthaltenen Aminosäuren kann der Körper selbst herstellen. Alle anderen Aminosäuren müssen durch die Nahrung zugeführt werden und werden daher „essentielle Aminosäuren" genannt.

Eiweiß kommt in tierischen und pflanzlichen Lebensmitteln vor. Tierisches Eiweiß ist im Aufbau dem menschlichen Eiweiß ähnlicher und besitzt daher eine höhere biologische Wertigkeit. Aber die darin enthaltenen Stoffe Cholesterin und Purin wirken sich in großen Mengen ungünstig auf die Gesundheit aus. Daher ist es ratsam, dass die tägliche Nahrung eine Mischung aus tierischen und pflanzlichen Eiweißstoffen beinhaltet. Vegetarier verzichten ganz auf den tierischen Bestandteil.

Tierische Quellen für Eiweiß sind u.a. Fleisch, Eier, Fisch sowie Milch und Milchprodukte (u.a. Käse, Butter, Quark, Joghurt).

Pflanzliche Quellen sind u.a. Getreide (z.B. Weizen, Dinkel, Roggen, Gerste, Mais, Reis, Hirse) und Getreideprodukte (z.B. Brot, Haferflocken, Mehl), Sojaprodukte sowie Hülsenfrüchte (z.B. Erbsen, Bohnen, Linsen, Erdnüsse).

Bitte beachten Sie, dass tierische Eiweißlieferanten, insbesondere Butter, Eier und Fleisch auch Cholesterinquellen sind und daher nicht übermäßig konsumiert werden sollten.

Bei der Ernährungsumstellung ist es das Ziel, dem Körper Eiweiße in möglichst ausgewogener Form zuzuführen. Wenn Getreide, Fleisch, Milch oder Milchprodukte, Fisch, Sojaprodukte und Hülsenfrüchte abwechselnd oder in Kombination als ein Bestandteil der täglichen Nahrung auf dem Speiseplan stehen, dann ist es optimal.

Um langfristig fit zu bleiben, macht es übrigens keinen Sinn, am Eiweiß in der Nahrung zu sparen. Sie nehmen dadurch auch nicht schneller ab. Sie riskieren stattdessen Mangelerscheinungen.

Prägen Sie sich bitte folgende Fakten zum Thema Eiweiß ein:

- Der Körper benötigt Eiweiß, er kann essentielle Aminosäuren nicht herstellen
- Die tägliche Nahrung sollte tierische und pflanzliche Eiweißstoffe beinhalten[1]
- Ziel ist es, dem Körper Eiweiß stets in ausreichender Menge und möglichst abwechslungsreich zuzuführen

[1] Vegetarier verzichten auf die tierischen Eiweißquellen

2) Fett

Fette (= Lipide) sind in der Regel aus Glycerin und Fettsäuren aufgebaut. Sie werden auch Triglyceride genannt. Fette spielen im Körper eine wesentliche Rolle bei der Energieversorgung, als Energiespeicher und z.B. beim Aufbau der Zellmembranen oder der Erzeugung von Hormonen.

Im Körper kann aus Fettbestandteilen Blutzucker (Traubenzucker) erzeugt werden, umgekehrt kann die Leber aber auch überschüssigen Blutzucker zu Fett umwandeln. Dieses Fett wird dann als Depotfett im Fettgewebe unter der Haut oder als Organfett gespeichert.

Im Gegensatz zu Eiweißen können Fette also im Körper gespeichert werden und müssen daher kein permanenter Bestandteil der Nahrung sein. Allerdings kann der Körper nicht alle Fettsäuren selbst erzeugen. Die sogenannten „essentiellen Fettsäuren", das sind mehrfach ungesättigte Fettsäuren wie z.B. die Linolsäure (Omega-6-Fettsäure) und die Linolensäure (Omega-3-Fettsäure), müssen dem Körper regelmäßig über die Nahrung zugeführt werden.

Fette kommen in tierischen Lebensmitteln (z.B. in Fleisch, Wurst, Fisch, Milch und Milchprodukten, Eiern) und in pflanzlichen Lebensmitteln (z.B. in pflanzlichen Fetten, Ölen und Nüssen) vor.

Die für den Körper essentiellen Fettsäuren sind in der typischen Ernährung der westlichen Länder ungleichmäßig enthalten: in der Regel sind etwa 10-mal mehr Omega-6- als Omega-3-Fettsäuren enthalten. Omega-6-Fettsäure befindet sich z.B. in Pflanzenölen, Margarinen und Aufstrichen, in Milchprodukten und in fetthaltigem Fleisch. Medizinische Institutionen raten daher, den Anteil an Omega-3-Fettsäuren in der Nahrung zu erhöhen, um ein für den Körper ausgewogenes Verhältnis (ca. 1:5 statt 1:10) zu erhalten.

Wichtige Lieferanten für Omega-3-Fettsäuren sind fettreiche Kaltwasserfische wie z.B. Thunfisch, Hering, Lachs, Makrele oder Sardine sowie Leinöl (unraffiniert) und Nüsse (insbesondere Walnüsse).

In industriell gehärteten Ölen und Fetten, die z.B. zum Frittieren von Pommes Frites in Schnellrestaurants verwendet werden, befinden sich ungesunde Transfettsäuren. Diese Fettsäuren kommen in natürlichen Lebensmitteln nicht vor und sind gewissermaßen ein Nebenprodukt der Fetthärtung.

Bei der Ernährungsumstellung ist es das Ziel, dem Körper Fett in ausreichender Menge, aber auch nicht im Überfluss zuzuführen, auf die Versorgung mit Omega-3-Fettsäuren zu achten und Transfettsäuren zu meiden.

Wenn Fleisch, Fisch, Milch oder Milchprodukte und Nüsse (insbesondere Walnüsse) abwechselnd oder in Kombination ein paar Mal in der Woche auf dem Speiseplan stehen, dann ist es optimal. Vegetarier verzichten entsprechend auf die tierischen Fettlieferanten und kompensieren dies z.B. durch die Aufnahme von Leinöl in den Speiseplan.

Um langfristig fit zu bleiben, macht es keinen Sinn, auf einen niedrigen Fettgehalt der Lebensmittel zu achten. Sie nehmen dadurch nicht schneller ab. Käse und Milch können daher, sofern Sie dies mögen, gerne in der höchsten Fettstufe verzehrt werden. Fleisch können Sie mager oder mit Fett durchzogen, entsprechend Ihren Vorlieben, zu sich nehmen. Bauen Sie zusätzlich gute Lieferanten für Omega-3-Fettsäuren, wie Kaltwasserfische oder Walnüsse, regelmäßig in den Speiseplan ein.

Wichtig ist allerdings, dass die Gesamtmenge an Fett, die Sie zu sich nehmen, nicht übertrieben hoch ist. Sie sollten also nicht nur wegen des Cholesterinspiegels auf tägliches Essen von fettigem Fleisch verzichten. Bitte beachten Sie auch, ob es aus medizinischer Sicht für Sie ratsam ist, den Fettkonsum zu reduzieren.

Prägen Sie sich bitte folgende Fakten zum Thema <u>Fett</u> ein:

- Der Körper kann essentielle Fettsäuren (Omega-3, Omega-6) nicht herstellen
- Mehrmals pro Woche sollten tierische oder pflanzliche Fette in der Nahrung enthalten sein[1]
- Ziel ist es, dem Körper Fett in ausreichender Menge und möglichst abwechslungsreich zuzuführen. Besonders empfehlenswert sind gute Lieferanten von Omega-3-Fettsäuren wie Kaltwasserfische, Walnüsse[2] oder Leinöl
- Auf Produkte, die Transfettsäuren enthalten (wie z.B. Pommes Frites), sollte verzichtet werden

[1] Vegetarier verzichten auf die tierischen Fettquellen

[2] Achten Sie vor dem Verzehr von Nüssen auf etwaige Allergien. Statt Walnüssen können Sie auch andere Nusssorten verzehren, diese enthalten aber in der Regel deutlich weniger an Omega-3-Fettsäuren. Eine Handvoll Nüsse am Tag sind ausreichend

3) Kohlenhydrate

Kohlenhydrate sind chemisch gesehen Einfach- oder Mehrfachzucker und werden auch als Saccharide bezeichnet. Man teilt die Kohlenhydrate in Kategorien ein, je nachdem wie viele Zuckereinheiten darin enthalten sind. Zu den Kohlenhydraten zählen *Einfachzucker* wie Glucose (= Traubenzucker) oder Fructose (= Fruchtzucker), *Zweifachzucker* wie Saccharose (= Haushaltszucker oder umgangssprachlich „Zucker"), Maltose (= Malzzucker) und Lactose (= Milchzucker), sowie *Vielfachzucker* wie Stärke, Glykogen und Ballaststoffe. Die Ballaststoffe werden im nachfolgenden Kapitel gesondert dargestellt, da sie im Gegensatz zu den anderen Kohlenhydraten unverdaut den Dickdarm erreichen.

Kohlenhydrate bestehen aus den Elementen Kohlenstoff, Wasserstoff und Sauerstoff und werden in Pflanzen aus Wasser und Kohlendioxid mit Hilfe der Sonnenenergie hergestellt („Photosynthese"). Daher enthalten pflanzliche Lebensmittel auch oft einen hohen Anteil an Kohlenhydraten. Tierische Lebensmittel enthalten Kohlenhydrate im Gegensatz dazu in wesentlich geringeren Mengen. Tiere speichern nämlich ähnlich wie der Mensch ihre Energie überwiegend in Form von Fetten im Körper. Kohlenhydrate können von Tier und Mensch dagegen nur begrenzt gespeichert werden.

Im Körper werden Kohlenhydrate vor allem als Energielieferant und in geringerem Umfang auch als schnell verfügbarer Energiespeicher (Glykogenspeicher) genutzt. Eine durchschnittliche Person lagert dabei nur etwa 600 Gramm an Kohlenhydraten in Form von Glykogenspeichern in den Muskeln und in der Leber ein. Kohlenhydrate, die dem Körper über den täglichen Bedarf hinaus zugeführt werden, werden in körpereigene Fette umgewandelt. Umgekehrt kann der Körper einen Mangel an Kohlenhydraten einfach durch Abbau von Fettreserven ausgleichen.

Tierische Quellen für Kohlenhydrate sind Milch oder Honig. Pflanzliche Quellen sind Obst, Getreide (u.a. Weizen, Dinkel, Roggen, Gerste, Mais, Reis, Hirse) und Getreideprodukte (z.B. Brot, Haferflocken, Mehl), Gemüse, Zuckerrüben, Kürbisgewächse und Kartoffeln.

Bei der Ernährungsumstellung ist es wichtig, den Anteil an Kohlenhydraten, die sehr schnell ein Ansteigen des Blutzuckerspiegels verursachen, zu reduzieren. Als Maß dafür dient der sogenannte Glykämische Index (Glyx), der in dem nachfolgenden Kapitel „Der Glykämische Index" erläutert wird. Ein zu rascher Anstieg des Blutzuckerspiegels führt zu einem Gegensteuern des Körpers und in Folge zum typischen Heißhunger. Der Mechanismus ist im Kapitel „Wie Heißhunger entsteht" (Seite 55) im Detail nachzulesen.

An dieser Stelle sei nur erwähnt, dass Lebensmittel, die einen hohen Anteil an einfachen Kohlenhydraten (Einfach- oder Zweifachzucker) aufweisen, reduziert werden sollten. Dazu zählen Lebensmittel mit hohem Zuckergehalt (u.a. Softdrinks, Vollmilchschokolade und andere Süßigkeiten) und weitere Lebensmittel mit einem hohen Glykämischen Index (z.B. Baguette, Weißbrot, Cornflakes, weißer „klebriger" Reis, Waffeln oder Kräcker).

Stattdessen sind komplexere Kohlenhydrate wie Stärke und Ballaststoffe zu bevorzugen, die den Blutzuckerspiegel nur langsam ansteigen lassen und außerdem stärker sättigend wirken.

In den Schritten 1 bis 3 des Programms 1234Fit wird über die Menge der zugeführten Kohlenhydrate der Fettabbau im Körper stimuliert. Dabei gilt das einfache Prinzip: Je weniger Kohlenhydrate dem Körper zugeführt werden, umso stärker wird der tägliche Energiebedarf durch Abbau von körpereigenem Fett gedeckt.

Aber Achtung: ein übertriebener oder totaler Verzicht auf Kohlenhydrate (wie in vielen Diäten empfohlen) führt zu Hungergefühlen und kann zu einem Mangel an nützlichen Ballaststoffen führen. Um den Fettabbau anzuregen, genügt es bereits, dem Körper 10-30% weniger Kohlenhydrate als zur Deckung des täglichen Energiebedarfs erforderlich wären, zuzuführen. Details dazu werden in den Kapiteln zu den einzelnen Schritten beschrieben.

Bei der Ernährungsumstellung ist es also das Ziel, dem Körper Kohlenhydrate in möglichst hochwertiger Form (komplexe Kohlenhydrate, Ballaststoffe) zuzuführen. Dazu sollten im ersten Schritt Lebensmittel mit hohem Zuckergehalt vom Speiseplan gestrichen werden. Dies sind in der Regel industriell gefertigte Lebensmittel, die unter Zusatz von Kristallzucker (auch als

Haushaltszucker, Saccharose oder einfach als „Zucker" bezeichnet) hergestellt wurden und die meist das Wort „Zucker" in der Liste der Inhaltsstoffe aufführen. Aber auch Lebensmittel, die nicht explizit „Zucker" unter den Inhaltsstoffen aufweisen, können Vorprodukte (z.B. getrocknete Früchte) enthalten, die durch Zuckerzusatz gesüßt wurden.

Im Gegensatz zu den Empfehlungen für Eiweiß und Fett, macht es Sinn, die Kohlenhydrate in der Nahrung insgesamt zu reduzieren. Dies begünstigt den langsamen Fettabbau. Um trotzdem genügend Ballaststoffe aufzunehmen, sollten Obst und Gemüse und in Maßen höherwertige Getreideprodukte (z.B. Vollkornbrot, Natur- oder Vollkornreis) auf dem Speiseplan vertreten sein.

Prägen Sie sich bitte folgende Fakten zum Thema Kohlenhydrate ein:

- Der Körper benötigt, solange er über genügend Fettreserven verfügt, Kohlenhydrate nicht zwingend als Energielieferant
- Durch eine Reduzierung der zugeführten Kohlenhydratmenge um 10-30% wird der Abbau von körpereigenem Fett stimuliert
- Die Ernährung sollte keine Lebensmittel mit zugesetztem Zucker enthalten
- Die tägliche Nahrung sollte stattdessen komplexe Kohlenhydrate enthalten. Besonders empfehlenswert ist der regelmäßige Verzehr von Obst und Gemüse und in Ergänzung in Maßen höherwertige Getreideprodukte

4) Ballaststoffe

Ballaststoffe sind Kohlenhydrate, welche im Magen und Dünndarm nicht oder nur zu einem geringen Teil aufgeschlossen werden. Sie erreichen den Dickdarm damit unverdaut. Dort besitzen sie gleich mehrere nützliche Funktionen. Sie binden Wasser und sorgen für eine Füllung des Verdauungstraktes. Durch den geförderten regelmäßigen Stuhlgang wird die Darmaktivität begünstigt und der Darm kommt kürzer mit möglichen Giftstoffen in Berührung. Bakterien, die im Dickdarm eine wichtige Funktion besitzen, können einen Teil der Ballaststoffe aufschließen. Dadurch tragen Ballaststoffe auch zum Überleben und Gedeihen der Darmflora bei.

Ballaststoffe kommen nur in pflanzlichen Lebensmitteln vor, vor allem in Getreide und Vollkorn-Getreideprodukten, Obst, Gemüse sowie Hülsenfrüchten. Vereinfacht gilt – je naturbelassener das pflanzliche Lebensmittel ist, umso mehr Ballaststoffe wird es in der Regel enthalten. Frisches Obst und Gemüse ist daher weiterverarbeiteten Produkten, die Obst- oder Gemüsebestandteile enthalten (z.B. Früchtekompott, Joghurt, Fruchtsaft) vorzuziehen. Getreideprodukte sind umso wertvoller, je näher sie an die naturbelassene Getreideart herankommen:

- Vollkornprodukte sind besser als Produkte, die nur aus Mehl hergestellt wurden (z.B. Baguette, Weißbrot oder normale Nudeln),
- Naturreis oder Vollkornreis sind besser als der weiße, klebrige Reis.

Nach einer Studie zu Ballaststoffen in Lebensmitteln in Deutschland (Max Rubner-Institut) sind die wichtigsten Ballaststoffquellen: Getreideerzeugnisse (41%), Obst (21%) und Gemüse (16%).

Prägen Sie sich bitte folgende Fakten zum Thema Ballaststoffe ein:

- Ballaststoffe sind für die gesunde Funktion der Verdauung im Darm wichtig
- Ballaststoffe kommen in möglichst naturbelassener pflanzlicher Nahrung vor (Vollkorn-Getreideprodukte, frisches Obst und Gemüse)

5) Vitamine

Vitamine sind essentiell, der Körper kann sie in der Regel nicht selbst herstellen und benötigt sie für viele Stoffwechselvorgänge. Nur wenige Vitamine kann der Körper aus Vorstufen (Provitamine) herstellen, z.B. Vitamin A aus ß-Carotin. Die Vitamine bzw. die Vorstufen dazu müssen daher regelmäßig mit der Nahrung zugeführt werden.

Vitamine werden in wasser- und fettlösliche Vitamine eingeteilt. Sie kommen sowohl in tierischen wie auch in pflanzlichen Lebensmitteln vor. Fettlösliche Vitamine nimmt der Körper besser in Kombination mit Fetten auf.

Die wichtigsten *fettlöslichen* Vitamine und typischen Lebensmittel (in Klammern), welche diese Vitamine enthalten, im Überblick:

Vitamin A (Milchprodukte, Eier, Fisch, Leber; Provitamin A in Möhren, Grünkohl, Blattsalaten)

Vitamin D (Fettreiche Fische: z.B. Hering, Sardine, Lachs; Eier, Milchprodukte)[1] - Sonnenbestrahlung der Haut produziert Vitamin D

Vitamin E (Olivenöl, Sonnenblumenöl, Nüsse, Hering, Paprika, Johannisbeere, Mango)

Vitamin K (Sojaöl, Spinat, Brokkoli, Milch, Kopfsalat, Tomaten, Bohnen, Erbsen)

Die wichtigsten *wasserlöslichen* Vitamine und typischen Lebensmittel (in Klammern), welche diese Vitamine enthalten, im Überblick:

Vitamin B1 (Fleisch, Wildreis, Thunfisch, Milchprodukte, Kartoffeln, Hülsenfrüchte, Getreide)

Vitamin B2 (Milchprodukte, Eier, Fleisch, Fisch, Paprika, Brokkoli, Erbsen)

Niacin [B3] (Fleisch, Fisch, Vollkorngetreide, Erdnüsse, Milch)

Pantothensäure [B5] (Vollkornprodukte, Hering, Eier, Nüsse, Leber, Brokkoli)

Vitamin B6 (Fisch, Vollkornprodukte, Fleisch, Leber, Milchprodukte, Bananen)

Biotin [B7] (Eier, Walnüsse, Erdnüsse, Wildreis, Fisch, Bananen, Milch, Leber, Hefe)

Folsäure [B9] (Kohl, Feldsalat, Nüsse, Blattgemüse, Spargel, Bananen, Vollkornprodukte)

Vitamin B12 (Fisch, Fleisch, Milchprodukte, Eier, Milch)[1,2]

Vitamin C (Zitrusfrüchte, Äpfel, Paprika, Kartoffeln, Salate, Tomaten, grüner Tee)

[1] Veganer benötigen ggf. Nahrungsergänzungsmittel für diese Vitamine
[2] Vegetarier nehmen Vitamin B12 über frische, pasteurisierte Milch zu sich

Eine mangelhafte Zufuhr von Vitaminen führt zu Erkrankungen des Körpers. Aber auch eine Überdosierung kann besonders bei fettlöslichen Vitaminen (z.B. Vitamin A) schädlich sein, weil die überschüssigen fettlöslichen Vitamine nicht mit dem Urin ausgeschieden werden.

Grundsätzlich gilt, dass Vitamine empfindlich gegenüber Feuchtigkeit, Hitze, Licht und UV-Strahlung sind. Daher enthalten frische Lebensmittel in der Regel höhere Mengen an natürlichen Vitaminen als weiterverarbeitete Produkte. Industriell gefertigte Nahrungsmittel enthalten zum Teil chemisch hergestellte Vitamine als Zusatz, um diesen Mangel zu kompensieren.

Auch wenn großtechnisch hergestellte Vitamine chemisch gesehen identisch mit den natürlichen Vitaminen sind, so ist die Aufnahme durch den Körper nicht zwingend die gleiche. Eine gesunde Ernährung setzt daher in erster Linie auf den natürlichen Vitamingehalt der Lebensmittel und auf eine ausgewogene Auswahl an Nahrungsmitteln. Sie versucht nicht, einen Mangel aufgrund unzureichender Ernährung lediglich mit Vitaminpillen oder durch künstliche Zusätze in Lebensmitteln auszugleichen.

Ausnahmen können natürlich Mangelerscheinungen durch besondere Lebensumstände (z.B. eine Schwangerschaft), Ernährungsgewohnheiten (z.B. veganes Essen), Fehlfunktionen oder Krankheiten des Körpers sein. In diesen Fällen wird Ihnen der Arzt zu einem Medikament oder einem Präparat raten, um den Mangel auszugleichen.

Prägen Sie sich bitte folgende Fakten zum Thema Vitamine ein:

- Vitamine sind essentiell, sie müssen regelmäßig mit der Nahrung aufgenommen werden
- Vitamine kommen reichhaltig in möglichst naturbelassener, frischer Nahrung vor (z.B. Vollkorn-Getreideprodukte, frisches Obst und Gemüse, Milch, Fisch und Fleisch)
- Eine ausgewogene und abwechslungsreiche Ernährung, die auf tierischen und pflanzlichen Lebensmitteln beruht, deckt alle erforderlichen Vitamine ab[1,2,3]

[1] Vegetarier decken die Vitaminzufuhr über pflanzliche Lebensmittel und Milchprodukte ab

[2] Veganer benötigen ggf. Nahrungsergänzungsmittel für die Vitamine D und B12

[3] Unzureichende Sonnenbestrahlung der Haut kann zu Vitamin D Mangel führen

6) Mineralstoffe und Spurenelemente

Mineralstoffe und Spurenelemente sind anorganische Bestandteile unserer Nahrung, die vielfältige Funktionen bei Stoffwechselprozessen oder beim Wachstum übernehmen. Anhand der erforderlichen Menge unterscheidet man zwischen

- *Mengenelementen (oder Mineralstoffen):*
  Natrium, Kalium, Calcium, Magnesium, Chlor, Phosphor, Schwefel – diese sind u.a. für die Funktion von Muskeln und Nerven, die Regulierung von Körperflüssigkeiten und den Bau von Knochen und Zähnen erforderlich, und werden je nach Element in einer Dosierung von 0,3 - 2,0 Gramm pro Tag benötigt,

- *Spurenelementen:*
  u.a. Eisen, Jod, Fluor, Zink, Selen – diese sind z.B. in Enzymen und Hormonen enthalten oder sind für die Blutbildung oder Mineralisation von Knochen und Zähnen erforderlich, und werden je nach Element in einer Dosierung im Bereich von wenigen Mikro- oder Milligramm (0,00005 - 0,02 Gramm) pro Tag benötigt,

- *Ultraspurenelementen:*
  u.a. Aluminium, Brom, Silicium – diese werden nur in kleinsten Mengen benötigt und sind in genügender Menge in der Nahrung enthalten.

Der Tagesbedarf einzelner Mineralstoffe zur Versorgung mit Mengen- und Spurenelementen muss nicht an jedem einzelnen Tag erreicht werden. Es genügt, wenn innerhalb der Woche die erforderlichen Mineralstoffe zugeführt werden.

Alle erforderlichen Mengen- und Spurenelemente können bereits durch eine Kombination aus folgenden sieben Lebensmitteln sowie Wasser abgedeckt werden: Käse[1], Bananen[2], Brot[3], Fisch[4], Nüsse[5], Fleisch[6] und Milch[7] (oder Milchprodukte) sowie Leitungs- oder Mineralwasser[8].

Am besten ist es aber, zur Deckung der erforderlichen Mineralstoffe und Spurenelemente dem Körper eine ausgewogene Mischkost, die sich an der Ernährungspyramide orientiert, zuzuführen. Die Ernährungspyramide ist im nachfolgenden Kapitel beschrieben.

Zur Versorgung mit Natrium muss übrigens nicht zwingend auf salzhaltige Speisen zurückgegriffen werden, so decken z.B. bereits 150 g Brot und 200 g Käse den täglichen Bedarf an Natrium in der Regel vollständig ab. Zur Versorgung mit Chlorid und Calcium kann auch Mineralwasser oder Leitungswasser beitragen.

[1] Käse: Quelle für Calcium und Natrium

[2] Bananen: Quelle für Kalium

[3] Brot (v.a. Vollkornbrot): Quelle für Natrium, Kalium, Phosphor, Magnesium und Eisen

[4] Fisch: Quelle für Phosphor, Jod und Selen

[5] Nüsse: Quelle für Magnesium, Fluorid und Selen

[6] Fleisch: Quelle für Phosphor, Eisen und Zink

[7] Milch / Milchprodukte: Quelle für Calcium und Phosphor

[8] Leitungs- oder Mineralwasser: Quelle für Chlorid, Calcium, Kalium, Magnesium und Natrium

Prägen Sie sich bitte folgende Fakten zum Thema Mineralstoffe und Spurenelemente ein:

- Mineralstoffe und Spurenelemente müssen dem Körper regelmäßig in ausreichender Menge zur Verfügung gestellt werden, um alle Körperfunktionen zu gewährleisten
- Eine ausgewogene, abwechslungsreiche Ernährung genügt, um den Bedarf zu decken. Es wird empfohlen, sich dabei an der Ernährungspyramide zu orientieren

Ernährungspyramide

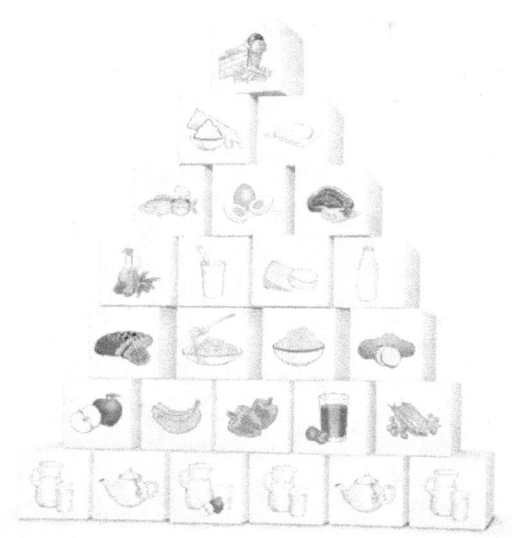

Die Ernährungspyramide finden Sie in der Literatur in leicht unterschiedlichen Varianten. Die grundlegende Idee ist aber immer die gleiche: Nahrungsmittel, die sich in der Basis der Pyramide befinden, können und sollen dem Körper in reichlicher Menge zugeführt werden. Je weiter man sich nach oben in der Pyramide bewegt, umso sparsamer ist mit den dargestellten Lebensmitteln umzugehen. Nebenstehend ist die Ernährungspyramide des Österreichischen Bundesministeriums für Gesundheit abgebildet.

Die Basis bilden Wasser und alkoholfreie bzw. energiearme Getränke, die täglich mindestens in einer Menge von 1,5 Litern zugeführt werden. Darüber folgen Gemüse, Hülsenfrüchte und Obst, von denen täglich 2-5 Portionen empfohlen werden. Bis zu dieser Stufe können die Lebensmittel in beliebiger Menge konsumiert werden, es gibt keinerlei Einschränkungen.

Die drittunterste Stufe bilden Getreide und Kartoffeln. Getreideprodukte wie Brot, Nudeln, Reis, vorzugsweise als Vollkornprodukte, oder Kartoffeln sollen dem Körper in genügender Menge zugeführt werden. Idealerweise werden diese Lebensmittel auf mehrere Portionen am Tag aufgeteilt. Bitte beachten Sie, dass diese Lebensmittel wichtige Kohlenhydratquellen sind und es in den einzelnen Phasen des Programms 1234Fit konkrete Empfehlungen zu den täglichen Mengen dieser Produkte gibt, die von der Darstellung in der Ernährungspyramide nach unten abweichen können. Für Personen, die nach Absolvierung von Schritt 4 des Programms über eine gute Fitness verfügen, gelten selbstverständlich die empfohlenen Mengen nach der Ernährungspyramide ohne Einschränkungen.

Die nächste Stufe der Pyramide sind Milch und Milchprodukte wie z.B. Käse, Quark oder Joghurt. Es werden täglich drei Portionen empfohlen.

Lebensmittel, die in der Pyramide darüber folgen, sollten nicht mehr täglich konsumiert werden. Dazu gehören Fisch, Fleisch, Wurst und Eier. Es wird empfohlen, wöchentlich 1 bis 2 Portionen Fisch, maximal 3 Portionen Fleisch oder Wurst (vorzugsweise mager) und maximal 3 Eier zu verzehren. Fette und Öle sollten sparsam zugeführt werden – durchschnittlich pro Tag etwa 1 bis 2 Esslöffel pflanzliche Öle; Nüsse oder Samen, Streich-, Back- und Bratfette sollten sparsam verwendet werden.

Die oberste Stufe der Pyramide bilden Fettes, Süßes und Salziges. Fettreiche, zuckerhaltige und salzreiche Lebensmittel sowie energiereiche Getränke (z.B. Softdrinks, Energydrinks) sollten sehr selten konsumiert werden. Im Programm 1234Fit wird empfohlen, insbesondere auf zuckerhaltige Lebensmittel in den ersten Programmschritten ganz zu verzichten, da sie eine wesentliche Ursache für Heißhunger darstellen.

Prägen Sie sich bitte folgende Fakten zum Thema <u>Ernährungs-pyramide</u> ein:

- An Wasser, alkoholfreien bzw. energiearmen Getränken, Gemüse, Hülsenfrüchten und Obst sollten Sie nicht sparen
- Getreide- oder Kartoffelprodukte sowie Milch oder Milchprodukte sollten täglich mit der Nahrung aufgenommen werden. Bei Getreide- und Kartoffelprodukten gelten Einschränkungen in verschiedenen Schritten des Programms 1234Fit (wie in den entsprechenden Kapiteln erläutert)
- Wöchentlich können mehrere Portionen Fisch (1-2), Fleisch oder Wurstwaren (1-3) sowie Eier (max. 3 Stück) verzehrt werden
- Pflanzliche Öle, Nüsse, Samen und Fette sollten sparsam konsumiert werden
- Auf fettreiche, zuckerhaltige und salzreiche Lebensmittel sollte weitestgehend, idealerweise ganz verzichtet werden

Modifizierte Ernährungspyramiden

Die klassische Ernährungspyramide, die im letzten Abschnitt erläutert wurde, ist die Basis für eine gesunde Ernährung. Trotzdem finden sich immer wieder Ernährungspyramiden in der Literatur oder im Internet, die davon abweichen.

> Welchen Zweck haben diese Ernährungspyramiden?
> Macht eine derart modifizierte Ernährungspyramide unter Umständen sogar mehr Sinn für Sie?

Auf diese Fragen werden in diesem Abschnitt kurze Antworten gegeben. Für weitergehende Analysen empfehle ich, auf entsprechende Fachliteratur zurückzugreifen.

Zunächst lassen sich die Ernährungspyramiden grob in zwei Kategorien einteilen:

1. Ernährungspyramiden im Rahmen einer Diät
2. Ernährungspyramiden für eine dauerhafte Ernährung

1. Ernährungspyramiden im Rahmen einer Diät

a) Manche Diäten basieren vereinfacht gesagt auf einer reduzierten Kalorienzufuhr. Beispiele dafür sind:

- Brigitte-Diät (fettreduzierte Diät)
- Abendfasten / Dinner-Cancelling (auf Mahlzeit am Abend verzichten)
- Nulldiät (nur kalorienarme Flüssigkeiten und ggf. Nahrungsergänzungsmittel)

Diese Diäten begrenzen in erster Linie die Menge an zugeführten Kalorien. Dies geschieht durch Verzicht auf Mahlzeiten, Auswahl der Produkte (z.B. fettarme Produkte) bis hin zur kompletten Nulldiät, also dem vollständigen Verzicht auf die Zufuhr von Nahrungsmitteln.

b) Low-Carb-Diäten basieren auf der gezielten Reduzierung der Menge zugeführter Kohlenhydrate. Beispiele dafür sind:

- Atkins-Diät (Fett- und eiweißreiche Ernährung)
- Glyx-Diät (nur Kohlenhydrate mit einem niedrigen Glyx-Wert)

- Logi-Methode (niedriger Blutzucker- und Insulinspiegel wird angestrebt)
- Ketogene Diät (Kohlenhydratlimitiert)
- Montignac Methode (enthält Elemente der Glyx-Diät, Trennkost und Low-Carb)

Im Wesentlichen lassen sich die Diäten in diese beiden Typen, also kalorienreduzierte Diäten und Low-Carb-Diäten, einteilen. Daneben gibt es weitere Formen, die nicht in dieses Schema passen, wie z.B. die Trennkostdiät, bei welcher Eiweiß und Kohlenhydrate nicht gleichzeitig zugeführt werden.

Manche Diäten können aus medizinischen Gründen, z.B. wenn Stoffwechselstörungen vorliegen, angeraten sein. Die Ketogene Diät wird beispielsweise als Therapieverfahren für Kinder mit einer pharmakoresistenter Epilepsie oder bei Glukosetransportstörungen angewendet.

Bei prinzipiell gesunden Menschen, die ein begrenztes Übergewicht haben und nicht an Stoffwechselerkrankungen (wie z.B. Diabetes) leiden, und die auch nicht aufgrund von Unverträglichkeiten von Lebensmitteln eine Diät befolgen müssen, führen Diäten nur als Mittel, um Gewicht zu verlieren, nicht immer zum Erfolg. Die Gründe dafür sind in den einleitenden Kapiteln bereits genannt worden (siehe „1234Fit – der Unterschied zu Diät oder Fitnessprogramm" sowie im Programmüberblick in Kapitel 1). Bei Interesse können Sie auch meinen persönlichen Erfahrungsbericht im Anhang des Buches lesen.

An dieser Stelle sei nur erwähnt, dass Elemente der Low-Carb-Diäten zur Stimulierung des Fettabbaus in Schritt 1 des Programms 1234Fit Anwendung finden. Durch Reduzierung der zugeführten Menge an einfachen, schnell verfügbaren Kohlenhydraten wird der Abbau von Fett zum Ausgleich der benötigten Energiemenge gefördert.

In diesem Sinne ist der erste Programmschritt von 1234Fit eine stark abgeschwächte Form einer Low-Carb-Diät in Richtung der Glyx-Diät oder Logi-Methode, da in Schritt 1 Kohlenhydrate mit einem niedrigen Glyx-Wert bevorzugt werden, um den Blutzuckerspiegel im normalen Bereich und den Insulinspiegel niedrig zu halten.

Der Unterschied ist aber die Intensität: Während die Low-Carb-Diäten auf eine deutliche Unterzuckerung des Körpers setzen, um möglichst rasch Fett abzubauen, zielt Programmschritt 1 nur darauf, einen leichten Impuls zu setzen. Es genügt bereits, wenn Sie etwas weniger an schnell verfügbaren Kohlenhydraten verzehren, um ganz langsam Fett abzubauen. Mehr ist hier gar nicht gewünscht. Alles andere führt zu den typischen Hungergefühlen bei den genannten Diäten.

2. Ernährungspyramiden für eine dauerhafte Ernährung

Neben den Empfehlungen im Rahmen von Diäten existieren auch modifizierte Ernährungspyramiden, die nicht nur im Rahmen einer Gewichtsreduktion, sondern für eine dauerhafte Ernährungsumstellung empfohlen werden. Dazu gehören z.B.:

- *Paleo- oder Steinzeiternährung:* Diese Ernährung lehnt sich an die verfügbaren Lebensmittel während der Steinzeit an, d.h. sie basiert auf unverarbeiteten, nährstoffreichen Lebensmitteln wie Gemüse, Obst, Nüsse, Samen, Fleisch, Fisch und Eiern, wie sie von Jägern und Sammlern erbeutet wurden. Getreideprodukte, Hülsenfrüchte und Milchprodukte, die erst sehr viel später durch Einführung von Ackerbau und Viehzucht gewonnen wurden, gehören nicht dazu.
- *Vegetarische Ernährung:* Diese Ernährung verzichtet mit Ausnahme von Milchprodukten, Eiern und ggf. Honig bewusst auf tierische Lebensmittel. Fleisch- und Wurstwaren sowie Fischprodukte gehören daher nicht zum vegetarischen Speiseplan.
- *Vegane Ernährung:* Es werden keine Nahrungsmittel tierischen Ursprungs verzehrt, es wird neben Fleisch und Fisch also auch auf Milchprodukte, Eier und Honig verzichtet. Bei der weitergehenden Lebenseinstellung *Veganismus* wird darüber hinaus auch bei Kleidung und Alltagsgegenständen darauf geachtet, dass sie frei von Tierprodukten oder Tierversuchen sind.

Personen, die an Lebensmittelunverträglichkeiten leiden (z.B. Lactose- oder Fructose-Unverträglichkeit) oder aufgrund von Stoffwechselerkrankungen oder Blutwerten bestimmte Nahrungsmittelkategorien nicht verzehren sollten (z.B. Fleisch oder Eier), eliminieren medizinisch bedingt Teile der Ernährungspyramide. Für diese Personen kann es daher ratsam sein, die dauerhafte Ernährung an einer modifizierten Ernährungspyramide, die ihren persönlichen Bedürfnissen am nächsten kommt, zu orientieren.

Beispielsweise kann die Paleo- oder Steinzeiternährung für Personen, die einerseits Gluten nicht vertragen (und daher auf viele Getreideprodukte ohnehin verzichten müssen) und die auch Lactose nicht abbauen können (und daher auf Milch und Milchprodukte verzichten müssen), die ideale Basis zur Ernährung darstellen.

Personen, die aus ethischen oder medizinischen Gründen auf tierische Produkte verzichten, orientieren sich entsprechend an der vegetarischen oder veganen Ernährungspyramide.

Aber auch für Personen, die sich nicht dauerhaft einschränken müssen oder wollen, kann es reizvoll sein, Speisen und Rezepte, die auf diesen alternativen Konzepten beruhen, auszuprobieren.

Bei einer dauerhaften Umstellung sollten Sie nur auf den Ausgleich einer eventuellen Mangelernährung achten. So ist z.B. bei veganer Ernährung sicherzustellen, dass der Körper mit den lebenswichtigen Vitaminen D und B12 versorgt wird.

Aus Sicht von 1234Fit spricht nichts dagegen, wenn Sie auf Teile der Ernährungspyramide bewusst verzichten, solange Sie sicherstellen, dass Ihr Körper gut versorgt ist und alle medizinischen Aspekte berücksichtigt sind!

Grundumsatz, Leistungsumsatz und Gesamtumsatz

1) Grundumsatz

Unter dem Grundumsatz versteht man die Energiemenge, die ein Mensch an einem Tag ohne körperliche Aktivität, d.h. bei völliger Ruhe, benötigt. Es handelt sich dabei also um eine fiktive Bezugsgröße, die je nach tatsächlicher Aktivität geringfügig (z.B. bei leichter Büroarbeit) bzw. deutlich überschritten werden kann (z.B. bei schwerer körperlicher Arbeit).

Der Grundumsatz dient zur Charakterisierung des Stoffwechsels und gibt an, welche Energie benötigt wird, um lebensnotwendige Funktionen wie Atmung, Stoffwechsel, Kreislauf und Aufrechterhaltung der Körpertemperatur abzudecken.

Der größte Anteil am Grundumsatz wird durch die Stoffwechselvorgänge in der Muskulatur (etwa 1/4) und in der Leber (etwa 1/4) beigesteuert, danach folgen Stoffwechselvorgänge im Gehirn (etwa 1/5), im Herzen (etwa 1/10), in den Nieren und den übrigen Organen.

Faktoren wie Gewicht, Größe, Körperbau, Alter und Geschlecht beeinflussen den individuellen Grundumsatz. Er ist auch abhängig vom Verhältnis Muskelmasse zu Fett. Je höher der Anteil an Muskelmasse ist, umso höher ist auch der Grundumsatz. Frauen haben in der Regel einen um etwa 10% niedrigeren Grundumsatz als Männer. Der Grundumsatz ist im Alter zwischen 15 und 24 Jahren am höchsten und nimmt danach in der Regel kontinuierlich ab und erreicht bei etwa 65 Jahren einen etwa 20% niedrigeren Wert.

Der Grundumsatz liegt bei einer durchschnittlichen Frau (60 kg) im Allgemeinen zwischen 1100 und 1500 kcal pro Tag. Bei einem durchschnittlichen Mann (70 kg) liegt der Grundumsatz üblicherweise zwischen 1400 und 1800 kcal pro Tag.

Als grobe Abschätzung kann der Grundumsatz (kcal pro Tag) durch Multiplikation des Körpergewichtes (in kg) mit dem Faktor 24 berechnet werden. Bei einer durchschnittlichen Person mit 70 kg Gewicht ist demnach von einem Grundumsatz von ca. 1700 kcal auszugehen.

2) Leistungsumsatz und Gesamtumsatz

Der Leistungsumsatz (auch Arbeitsumsatz genannt) beschreibt die Energie, die pro Tag aufgrund von körperlicher Aktivität über den Grundumsatz hinaus verbraucht wird. Körperliche oder geistige Arbeit, Wärmeregulation in kalter oder warmer Umgebung, aber auch Wachstum, Regeneration nach Krankheiten oder zusätzliche körperliche Belastungen wie ein Schwangerschaft oder Stillen tragen zum Leistungsumsatz bei.

Der Gesamtumsatz, also der tatsächliche Gesamtenergiebedarf pro Tag, setzt sich aus Grundumsatz und Leistungsumsatz zusammen. In der Regel wird der Gesamtumsatz mit Hilfe eines Multiplikationsfaktor PAL (Physical Activity Level), der für typische körperliche Aktivitäten angegeben wird, abgeschätzt:

Gesamtumsatz = Grundumsatz x PAL-Faktor

Bei normaler Büroarbeit und wenig Freizeitsport beträgt der PAL-Faktor 1,4. Das bedeutet, dass der Gesamtumsatz einer Person mit 70 kg ca. 1700 kcal x 1,4 = 2400 kcal beträgt, d.h. der Grundumsatz von 1700 kcal wird um ca. 700 kcal Leistungsumsatz erhöht.

Anbei finden Sie PAL-Faktoren für typische Aktivitäten:

Körperliche Belastung	PAL-Faktor
Schlafen	0,95
Sitzen oder Liegen	1,2
Büroarbeit, wenig Sport (z.B. kaufm. Angestellter)	1,4
Teilweise gehende / stehende Tätigkeit (z.B. Kraftfahrer)	1,6
Überwiegend gehende / stehende Tätigkeit (z.B. Kellner)	1,8
Körperlich anstrengende Tätigkeit (z.B. Sporttrainer)	2,0 - 2,5

3) Erhöhung Gesamtumsatz durch Aktivitäten

Durch Alltags-, Haushalts- oder Freizeitaktivitäten sowie Sport kann der Gesamtumsatz weiter erhöht werden. Anbei finden Sie eine Übersicht, welchen Energiebedarf eine bestimmte Tätigkeit pro Stunde bei einer durchschnittlichen Person verursacht (inkl. Grundumsatz):

Liegen	60 kcal
Autofahren	120 kcal
Bügeln	160 kcal
Spazieren gehen	280 kcal
Gymnastik	320 kcal
Gartenarbeit	400 kcal
Badminton	460 kcal
Fitnessstudio (mittlere Intensität)	480 kcal
Walken	520 kcal
Treppensteigen	560 kcal
Joggen (7 min/km)	660 kcal
Fußball	680 kcal
Schwimmen (zügig)	700 kcal
Kampfsport (Judo, Karate)	800 kcal
Radfahren (25 km/h)	820 kcal
Joggen (5 min/km)	1000 kcal

Ein paar nützliche Relationen

Dieses Kapitel soll Ihnen helfen, ohne großen Aufwand Abschätzungen zu einfachen Fragestellungen treffen zu können. Typische Fragen, die auftreten, wenn man sich mit dem Themenkreis Fitness, Abnehmen, Diäten, Freizeitsport beschäftigt sind z.B.:

- Eine Diät verspricht 5 kg in einer Woche. Wie stark müsste ich die Kalorienzufuhr reduzieren und wie intensiv Sport treiben, um 5 kg Fett zu verlieren?
  Ihr Tipp: um ...... % die Kalorienzufuhr drosseln und ..... Stunden Freizeitsport

- Wie viel Gewicht (Fett) würde ich in einer Woche verlieren, wenn ich meinem Körper nur 80% des täglichen Energiebedarfs zuführe?
  Ihr Tipp: ..... kg Körperfett pro Woche

- Um ein Kilo Gewicht (Fett) pro Woche zu verlieren, müsste ich meinen Kalorienbedarf (Gesamtumsatz) um wie viel erhöhen?
  Ihr Tipp: ..... kcal pro Woche entsprechend ..... Stunden Freizeitsport

- Um ein Kilo Gewicht (Fett) pro Woche zu verlieren, wie sehr müsste ich hungern, wenn ich keinen Sport treiben will?
  Ihr Tipp: um ..... % die Kalorienzufuhr drosseln

- Um wie viel erhöht sich mein Kalorienbedarf (Grundumsatz), wenn ich meine Muskelmasse um 10% erhöhe?
  Ihr Tipp: der Grundumsatz erhöht sich um ......%

- Wenn ich dreimal in der Woche je eine Stunde leichten Freizeitsport betreibe, wie viel Energie verbrenne ich dadurch und wie viel kg Körperfett entspricht dies?
  Ihr Tipp: ...... kcal werden verbrannt, das reicht um ..... kg Körperfett abzubauen

Wenn Sie Lust haben, dann raten Sie einfach und tragen Sie Ihre Antworten in den Lückentext unter den Fragen ein. In Abschnitt 4

„Anwendungsbeispiele" finden Sie die Antworten zu genau diesen Fragen (ab Seite 50).

Im Folgenden finden Sie die wichtigsten Werte und Relationen, die zur Beantwortung dieser oder ähnlicher Fragestellungen nützlich sein können. Alle Angaben verstehen sich für eine durchschnittliche Person (70 kg) und sind natürlich nur als grobe Abschätzung zu verstehen.

1) Körper

a) Der Körper setzt sich aus folgenden Anteilen zusammen[1]:

> Relativ - 55% Wasser, 40% Muskelgewebe, 20 % Körperfett, 4% Knochenmasse
>
> Absolut - 38,5 kg Wasser, 28 kg Muskelgewebe, 14 kg Körperfett, 2,8 kg Knochenmasse

b) Verlust Muskelmasse ab 25. Lebensjahr: 3 kg in 10 Jahren

c) Energiemenge 100 g Körperfett[2]:   700 kcal

Blutzuckerspiegel (BZS)

d) Normaler BZS - Traubenzucker im gesamten Blut[3]:   5 g

e) Bedrohlicher BZS - Traubenzucker im gesamten Blut[3]:   25 g

f) Zuckermenge, die 25 g Traubenzucker freisetzt: 50 g

g) Kohlenhydratspeicher (Glykogen)[4]:   600 g

h) Im Kohlenhydratspeicher gebundenes Wasser: 2 kg

---

[1] Die Summe der aufgeführten Anteile ergibt mehr als 100%, da Muskel-, Knochen- und auch Fettgewebe Wasseranteile beinhalten

[2] Die Energiemenge von 100 g Körperfett ist etwas geringer als die Energiemenge von 100 g Fett in der Nahrung (siehe Punkt 2c), weil der Umbau des Körperfetts zu körpereigenen Energielieferanten selbst Energie benötigt

[3] Der menschliche Körper enthält im Durchschnitt 5-6 Liter Blut

[4] Das gespeicherte Glykogen befindet sich je nach Muskelmasse zu 1/3 in der Leber (bis zu 150 g Glykogen) und zu 2/3 in der Muskulatur (bis zu 1% des Eigengewichtes). 600 g ist ein Richtwert für eine normale Person, bei einem Sportler kann der Wert deutlich höher liegen (1-1,5 kg).

2) Nahrungsmittel

a) Menschen in westlichen Industrieländern nehmen im Durchschnitt folgende Mengen an Nahrungsmitteln zu sich:

Nahrungszufuhr pro Jahr:	600 kg
- davon Zucker:	30 kg
b) Energiemenge 100 g Zucker:	400 kcal
c) Energiemenge 100 g Fett:	900 kcal
d) Zucker in 1 Liter Softdrink im Durchschnitt:	100 g
e) Zucker in 100 g Vollmilchschokolade im Durchschnitt:	60 g

3) Energiebedarf

a) Grundumsatz (pro Tag):	1700 kcal
b) Gesamtumsatz Bürotätigkeit, wenig Sport (pro Tag):	2400 kcal
c) 1 kg zusätzliche Muskeln erhöhen Grundumsatz (p.T.):	35 kcal
d) Energiebedarf 60 min leichter Freizeitsport[1]:	400 kcal
e) Energiebedarf 60 min intensiver Freizeitsport[2]:	600 kcal
f) Energiebedarf 60 min anstrengender Sport[3]:	800 kcal
g) Energiebedarf 60 min Leistungssport[4]:	1200 kcal

[1] Gymnastik, Badminton (gemütlich), Walken (gemütlich), Radfahren (gemütlich)
[2] Joggen (langsam - 7,5 min/km), Fußball (mittlere Intensität), Schwimmen (mittlere Intensität)
[3] Joggen (zügig - 5,5 min/km), Radfahren (zügig - 25 km/h), Kampfsport (Training)
[4] Laufen (schnell - 3,5 min/km), Kampfsport (Sparring oder Wettkampf mit Pausen)

4) Anwendungsbeispiele

Hier sehen Sie, wie Sie die „nützlichen Relationen" verwenden können, um die zu Beginn des Kapitels gestellten Fragen einfach beantworten zu können. Die zur Lösung verwendeten Relationen sind beim Rechenweg angegeben, z.B.:

„1c" für „1) Körper – c) Energiemenge 100 g Körperfett"

Bitte beachten Sie, dass es sich nur um eine Abschätzung handelt, die tatsächlichen Werte können davon abweichen.

Frage 1:

- Eine Diät verspricht 5 kg in einer Woche. Wie stark müsste ich die Kalorienzufuhr reduzieren und wie intensiv Sport treiben, um 5 kg Fett zu verlieren?

(1c) 5 kg = 5000 g Körperfett entsprechen 50 x 700 kcal = 35000 kcal
(3b) Gesamtumsatz pro Woche beträgt 7 x 2400 kcal = 16800 kcal
(3e) Zusätzlicher Freizeitsport für Differenz von (35000 – 16800 kcal =) 18200 kcal. Bei 600 kcal pro Stunde sind dies (18200 / 600 =) 30 Stunden

Die Antwort: um 100 % die Kalorienzufuhr drosseln (Nulldiät) und 30 Stunden intensiver Freizeitsport (4 Stunden pro Tag)

Frage 2:

- Wie viel Gewicht (Fett) würde ich in einer Woche verlieren, wenn ich meinem Körper nur 80% des täglichen Energiebedarfs zuführe?

(3b) Gesamtumsatz pro Woche beträgt 7 x 2400 kcal = 16800 kcal
(1c) 20% des Gesamtumsatzes = 3400 kcal müssen durch Körperfett abgedeckt werden. Dies sind (3400 / 700 =) 5 x 100 g Körperfett = 500 g Körperfett

Die Antwort: 0,5 kg Körperfett pro Woche

Frage 3:

- Um ein Kilo Gewicht (Fett) pro Woche zu verlieren, müsste ich meinen Kalorienbedarf (Gesamtumsatz) um wie viel erhöhen?

(1c) 1 kg Körperfett entsprechen 7000 kcal. Erhöhung Gesamtumsatz um 7000 kcal
(3e) Dazu sind (7000 / 600 =) 12 Stunden intensiver Freizeitsport nötig

Die Antwort: 7000 kcal pro Woche entsprechend 12 Stunden intensiven Freizeitsport

Frage 4:

- Um ein Kilo Gewicht (Fett) pro Woche zu verlieren, wie sehr müsste ich hungern, wenn ich keinen Sport treiben will?

(1c) 1 kg Körperfett entsprechen 7000 kcal
(3b) Gesamtumsatz pro Woche beträgt 7 x 2400 kcal = 16800 kcal. Das Fett entspricht (7000 / 16800 =) 40% des Gesamtumsatzes

Die Antwort: um 40 % die Kalorienzufuhr drosseln

Frage 5:

- Um wie viel erhöht sich mein Kalorienbedarf (Grundumsatz), wenn ich meine Muskelmasse um 10% erhöhe?

(1a) 28 kg Muskelgewebe wird um 10% = ca. 3 kg erhöht
(3c) Grundumsatz steigt um (35 x 3 =) 100 kcal pro Tag
(3a) Grundumsatz wird um (100 / 1700 =) 6 % erhöht

Die Antwort: der Grundumsatz erhöht sich um 6 %

Frage 6:

- Wenn ich dreimal in der Woche je eine Stunde leichten Freizeitsport betreibe, wie viel Energie verbrenne ich dadurch und wie viel kg Körperfett entspricht dies?

(3d) 3 Stunden leichter Freizeitsport erfordern (3 x 400 =) 1200 kcal
(1c) Die entspricht (1200 / 700 =) 1,7 x 100 g Körperfett (gerundet: 0,2 kg Körperfett)

Die Antwort: 1200 kcal werden verbrannt, das reicht um 0,2 kg Körperfett abzubauen

---

Sie sehen, wie diese Rechenbeispiele dazu beitragen, ein besseres Verständnis zu erlangen. Die Wirkung von Sport auf die Gewichtsreduktion wird nämlich in der Regel deutlich überschätzt. Wie streng eine Diät sein muss, um viel Gewicht zu verlieren, wird dagegen meist deutlich unterschätzt - selbst eine quälende Nulldiät lässt nicht einfach die Pfunde in einem rasanten Tempo purzeln.

Falls Sie mehr zum Thema „Jo-Jo-Effekt bei Diäten" erfahren wollen, nutzen Sie den Link auf der Website des Programms 1234Fit:

http://www.1234fit.com/quiz-zu-heißhunger/schnell-abnehmen/

Die Information finden Sie auch im Anhang dieses Buches im Kapitel „Der Jo-Jo-Effekt – einfach erklärt".

Der Glykämische Index

Der Glykämische Index - auch Glyx genannt - hilft dabei abzuschätzen, ob ein kohlenhydrathaltiges Lebensmittel zu schnell (Trauben-)Zucker im Körper freisetzt. Wenn dies passiert, dann ist unser Organismus gezwungen, Insulin auszuschütten, um den Blutzuckerspiegel wieder abzusenken.

Lebensmittel, welche die Insulinproduktion stark ankurbeln, sind ungünstig für die Ernährung, weil sie nicht nachhaltig sättigen, sondern nach einem kurzen Sättigungsgefühl bereits wieder Hunger hervorrufen können. Im nächsten Kapitel „Wie Heißhunger entsteht" ist der Extremfall dargestellt, der zu einem Aufbau der Fettreserven im Körper und zu einem ständigen Hungergefühl führt.

Glyx gibt an, welche Wirkung ein kohlenhydrathaltiges Lebensmittel im Vergleich zu reinem Traubenzucker auf den Blutzuckerspiegel hat. Dazu erhält die Testperson eine Portion des zu testenden Lebensmittels, die 50 g Kohlenhydrate enthält. Dann wird der Verlauf der Blutzuckerkonzentration der Testperson über die Zeit wissenschaftlich im Labor ermittelt.

Die Wirkung des Lebensmittels im Vergleich zu Traubenzucker wird als Prozentzahl (d.h. „50" bei 50% Wirkung) angegeben. Ein Glyx von 50 bedeutet also, dass der Blutzucker über die Zeit halb so stark wie beim Verzehr von reinem Traubenzucker ansteigt.

Der Glykämische Index ist damit eine Hilfe, kohlenhydrathaltige Lebensmittel in zwei Gruppen einzuteilen:

- Lebensmittel mit einem **Glyx von 70 oder mehr**. Diese Lebensmittel **sollten gemieden werden**, da sie den Blutzuckerspiegel rasch ansteigen lassen. Zu dieser Kategorie zählen:
Baguette (95), Berliner (76), Bier (110), Bratkartoffeln (95), Brezeln (83), Chips (95), Cornflakes (85), Croissant (74), Honig (80), Kartoffelpüree (85), Kekse (70), Ketchup (70), Kräcker (75), Pommes Frites (85), Popcorn (85), weißer „klebriger" Reis (90), Reispudding (85), Softdrinks (70-100), Waffeln (77), Weißbrot (75)
- Lebensmittel mit einem **Glyx kleiner als 70**. Diese Lebensmittel **sind zu bevorzugen**, da sie zu einer nachhaltigeren Sättigung führen. In diese Kategorie fallen:

Äpfel (38), Bananen (56), Erbsen (46), frische Fruchtsäfte ohne Zuckerzusatz (40), grünes Gemüse (15), Haferflocken (45), Joghurt (27), Käsepizza (60), Karotten (49), Langkornreis / Naturreis (55), Linsen (30), Makkaroni (45), Mischbrot (65), Nudeln (60), Nüsse (25), Pilze (15), Ravioli (40), Salate (15), schwarze Schokolade mit mehr als 70% Kakao (22), Vollkornbrot (50), Wildreis (35)

Werte für Zucker, Vollmilchschokolade und Schokoladenprodukte (Schokoriegel, Schokomüsli, etc.) wurden in die obige Aufstellung nicht mit aufgenommen, um falsche Aussagen zu vermeiden. Dies liegt daran, dass die Glyx-Werte für reine Zuckerarten und für stark zuckerhaltige Produkte aufgrund der Testmethode[1] keine vernünftige Aussage zulassen.[2]

[1] Der wissenschaftliche Test basiert auf der Zufuhr von 50 g Kohlenhydraten. Der Blutzucker im gesamten Blut eines durchschnittlichen Menschen beläuft sich auf lediglich 5 g, bei 25 g erreicht der Blutzuckerspiegel bereits lebensbedrohliche Werte (siehe dazu „Ein paar nützliche Relationen"). Der Glyx-Wert berücksichtigt nicht, ob der Körper nach kurzer Zeit durch Ausschüttung von Insulin den Blutzuckerwert deutlich abgesenkt hat. Dies ist bei den stark zuckerhaltigen Produkten der Fall. Es ist letztlich ein Schwachpunkt der Glyx-Methode, dass Werte, die unter Ausschüttung von viel Insulin entstehen mit solchen ohne nennenswerte Insulin-Ausschüttung verglichen werden.

[2] Lassen Sie sich nicht von den in der Literatur angegebenen Werten für stark zuckerhaltige Produkte irritieren: Haushaltszucker (70), Vollmilchschokolade (50), Schokoladenriegel (70). Glauben Sie also bitte nicht, dass Zucker (70) oder Vollmilchschokolade (50) gesünder wären als z.B. Baguettebrot (95).

Bei ähnlichen Produkten besitzt der Grad der Verarbeitung und die Art bzw. Dauer der Zubereitung einen Einfluss auf den Glyx-Wert. Dabei gelten folgende Richtlinien:

Je weniger naturbelassen die Nahrungsmittelsorte ist, umso höher der Glyx-Wert:

Wildreis (35) - Naturreis (55) - weißer „klebriger" Instant-Reis (90)
Vollkornbrot (50) - Mischbrot (65) - Weißbrot (75)

Je stärker industriell weiterverarbeitet, umso höher der Glyx-Wert:

Kartoffeln (70) – Kartoffelpüree (85) – Kartoffelpüreepulver (95)

Je länger gekocht, umso höher der Glyx-Wert:

Nudeln „al dente" (kleiner 60) - weichgekochte Nudeln (größer 60)

Wie Heißhunger entsteht

Die nachfolgenden Zusammenhänge können Sie auch ganz spielerisch im Quiz auf der Website zum Programm 1234Fit entdecken:

http://www.1234fit.com/quiz-zu-heißhunger/

Im Abschnitt „Ein paar nützliche Relationen" haben Sie drei interessante Fakten gelernt:

- *Normaler Blutzuckerspiegel*:
  Ein durchschnittlicher Mensch enthält ca. 5 Gramm Traubenzucker im gesamten Blut.

- *Bedrohlicher Blutzuckerspiegel*:
  25 Gramm Traubenzucker im Blut können bereits lebensgefährlich sein.

- *Zucker in einem Softdrink*:
  1 Liter eines Softdrinks enthält im Durchschnitt 100 Gramm Zucker (Saccharose). Daraus entstehen im Körper etwa 50 Gramm Traubenzucker und 50 Gramm Fruchtzucker.

Wenn Sie diese Fakten kombinieren, dann fällt auf, dass bereits 0,5 Liter eines Softdrinks eine Menge an Traubenzucker in unserem Körper freisetzt, die zu einem gefährlichen Blutzuckerspiegel führen kann.

Es stellt sich die Frage: Warum ist es für einen gesunden Menschen (ohne Diabetes) trotzdem kein Problem, zügig 0,5 Liter eines Softdrinks zu sich zu nehmen?

Die Antwort ist einfach: Der Körper kann zur Not Insulin produzieren und damit den Blutzuckerspiegel senken. Unser Körper verfügt über Mechanismen, den Blutzuckerspiegel zu beeinflussen, und zwar in beide Richtungen – er kann den Blutzuckerspiegel senken oder anheben.

Trotzdem wird der Blutzuckerspiegel manchmal durch das Insulin viel zu tief abgesenkt und es entsteht sofort ein Gefühl von stechendem „Heißhunger". Dies liegt daran, dass durch die hohe Dosierung von Zucker die körpereigenen Steuerungsmechanismen überfordert sind. Der Körper reagiert gewissermaßen panisch und schüttet im Kampf gegen den sich rasch erhöhenden

Blutzuckerspiegel zu viel Insulin aus. In der Folge wird Körperfett aufgebaut, während wir gleichzeitig hungrig sind.

Denken Sie bitte nicht, dass unser Körper nicht richtig funktioniert, weil er die ganze Energie sofort als Fett parkt und nach weiterer Nahrung ruft. Es ist auch nicht, wie oft fälschlich behauptet wird, eine geplante „Bevorratung für schlechte Zeiten". Die Ursache ist viel trivialer: wir führen dem Körper Zucker in einer toxischen Menge zu und ohne die Insulinausschüttung würden wir nach kürzester Zeit ohnmächtig werden oder ins Koma fallen. Bedenken Sie, dass unsere Vorfahren keine industriell gefertigten Lebensmittel kannten, die im Gegensatz zu natürlichen Lebensmitteln wie Fleisch, Getreide, Obst, Gemüse, Beeren oder Eiern deutlich gesüßt sind.

Vereinfacht ausgedrückt entsteht Heißhunger also wie folgt:

Wir führen dem Körper sehr viel Zucker zu, der in einem kurzen Zeitraum den Blutzuckerspiegel ansteigen lässt. Der Körper ist damit überfordert und steuert dagegen an. Mit dem Ergebnis, dass wir bald darauf zu wenig Blutzucker haben und ein stechendes Hungergefühl einsetzt.

Ein typisches Phänomen beim Fernsehabend wird damit leicht verständlich. Wir sitzen gemütlich auf der Couch und beginnen, etwas Süßes zu naschen. Dabei spielt es keine Rolle, ob wir einen Softdrink, ein paar Stücke einer Vollmilchschokolade oder ein paar Gummibärchen zu uns nehmen. Nach fünf, zehn oder spätestens zwanzig Minuten verspüren wir schon wieder Lust auf etwas Süßes. Diesmal ist der Appetit sogar noch größer (Heißhunger!). Wir führen unserem Körper die nächste Portion Zucker zu, vielleicht erhöhen wir diesmal sogar die Dosis. So geht es den ganzen Abend, bis die Flasche bzw. Packung leer ist. Mit einem prallvollen Magen, einer Übelkeit und trotzdem einem scheinbar unstillbaren Appetit gehen wir schließlich unzufrieden zu Bett.

3) Der „Soft-Einstieg" in die Ernährungsumstellung

Falls Sie sich derzeit mit gesunder Ernährung schwer tun, kann es empfehlenswert sein, mit einem langsamen Einstieg („Soft-Einstieg") an die Umstellung der Ernährung heranzugehen.

Das Grundprinzip des Soft-Einstiegs ist einfach: ungesunde Essgewohnheiten werden schrittweise und langsam angepasst. Für die gängigsten ungesunden Lebensmittel bietet der Soft-Einstieg Alternativen an, die als „Stufe 1" oder „Stufe 2" gekennzeichnet sind. Wenn Sie den Soft-Einstieg absolviert haben, wird Ihnen der erste Schritt des Programms 1234Fit, die Umstellung auf eine gesunde Ernährung, leicht fallen.

Der Soft-Einstieg verhindert, dass Sie zu Beginn zu viel ändern müssen und die Lust verlieren. Testen Sie einfach im nachfolgenden Abschnitt, ob der Soft-Einstieg für Sie in Frage kommt, ansonsten können Sie direkt weiter zu Schritt 1 des Programms gehen (Kapitel 4).

Test: Brauchen Sie einen „Soft-Einstieg" in die Ernährungsumstellung?

Prüfen Sie, wie ungesund Sie sich derzeit ernähren. Dazu sollten Sie die nachfolgenden drei Fragen möglichst ehrlich beantworten. Notieren Sie sich am besten die resultierenden Zahlen zu jeder Frage.

<u>Frage 1:</u> An wie vielen Tagen der Woche essen Sie **Obst** oder **Gemüse**?

Bei **Obst** zählen Tage, an denen sie z.B. mindestens 1 Apfel oder 1 Banane oder 1 Kiwi oder einen Teil einer Mango oder Vergleichbares gegessen haben. Fruchtsäfte zählen nicht.

Bei **Gemüse** zählen Tage, an denen Sie Gemüse (oder Salat) als eine Hauptspeise oder als eine größere Beilage zu einem Gericht hatten. Salat-Dekoration zählt nicht.

<u>Frage 2:</u> An wie vielen Tagen der Woche nehmen Sie einen **Softdrink** zu sich oder haben eine **Mahlzeit**, die **Burger**, **Pommes Frites** oder **Ketchup / Mayonnaise** beinhalten?

Softdrinks sind z.B. Cola und andere vergleichbar gesüßte Limonaden. Auch gesüßten Eistee und Energy Drinks sollten Sie zählen.

Bei der **Mahlzeit** genügt es, wenn ein einziges der aufgeführten Lebensmittel enthalten ist, d.h. einen Tag mit „Bratwurst mit Mayo" sollten Sie zählen, da Sie Mayo gegessen haben.

<u>Frage 3:</u> An wie vielen Tagen der Woche naschen Sie während der Arbeit oder abends zuhause eine **Süßigkeit** oder einen **salzigen Snack**?

Süßigkeiten sind z.B. Vollmilch-Schokolade, Gummibärchen, Lakritze, Kuchen oder Kekse.

Salzige Snacks sind z.B. Chips, Salzstangen oder gesalzene Erdnüsse.

Tragen Sie hier bitte die Antworten ein:

Frage 1: _____ (*Zahl 1*)

Frage 2: ....
Frage 3: ....

Summe aus Frage 2+3: _____ (*Zahl 2*)

Einen „Soft-Einstieg" sollten Sie in Erwägung ziehen, wenn *Zahl 1* eine „3" oder weniger beträgt und gleichzeitig *Zahl 2* eine „7" oder mehr darstellt. Ansonsten können Sie direkt weiter zum ersten Programmschritt in Kapitel 4 gehen.

Der „Soft-Einstieg"

Setzen Sie sich bitte nicht unter Zeitdruck. Bedenken Sie, dass jede Umstellung, die Sie in den nächsten Tagen oder Wochen durchführen werden, bereits ein kleiner Erfolg für Sie sein wird - Sie werden sich dadurch schon ein bisschen gesünder ernähren. Üben Sie daher keinen unnötigen Druck aus, der Sie nur stressen wird. Wenn Sie wirklich möchten, dass Sie in Zukunft dauerhaft fit und gesund sind, dann spielt es keine Rolle, ob Sie für die Umstellung jetzt ein paar Wochen länger brauchen.

Und so funktioniert der Soft-Einstieg: Nach und nach ersetzen Sie schrittweise ungesunde Lebensmittel, erst durch ein weniger ungesundes Lebensmittel und dann durch ein wertiges Nahrungsmittel. Nachdem Sie bei der jeweiligen Umstellung die Stufe 1 erreicht haben, warten Sie ein paar Tage und prüfen, ob Sie sich wohl fühlen und weitermachen wollen. Erst dann sollten Sie mit Stufe 2 weitermachen oder eine weitere Umstellung angehen. Die Reihenfolge spielt keine Rolle.

Der Soft-Einstieg gilt als abgeschlossen, wenn Sie alle Umstellungen bis zur jeweils höchsten Stufe durchgeführt haben.

1) Umstellung 1 - Ersatz von Softdrinks

Ersetzen Sie Softdrinks wie Cola, Limonaden, gesüßten Eistee oder Energy Drinks!

[Warum? Diese Getränke enthalten mehr als 10% Zucker. Sie schüren damit nachfolgenden Heißhunger. Warum das so ist, können Sie in Kapitel 2 im Abschnitt „Wie Heißhunger entsteht" nachlesen.]

Als Ersatz verwenden Sie:

> Stufe 1:
>
> Orangensaft, Apfelsaft oder andere Fruchtsäfte (ohne künstlichen Zuckerzusatz)
>
> Stufe 2:
>
> Apfelschorle oder andere Saft-Mineralwasser-Mischungen 1:1

Statt Orangen- oder Apfelsaft können Sie auch andere Säfte und Nektare trinken. Achten Sie aber darauf, dass kein Zucker zugesetzt wurde. Falls unter Inhaltsstoffe „Zucker" aufgeführt ist, sollten Sie einen anderen Saft auswählen. Die Säfte können aus Konzentrat hergestellt sein oder Direktsäfte sein, das spielt keine Rolle. „Fruchtsaftgetränke" sind auch möglich, sofern kein Zucker zugesetzt wurde – viele Fruchtsaftgetränke sind aber künstlich gesüßt!

Falls Sie Diätvarianten der Softdrinks (mit „Zuckerersatz" oder als „Kalorienreduziert", „Diät", „Light" oder „Null-Kalorien" Variante gekennzeichnet) trinken, sollten Sie versuchen, direkt mit Stufe 2 zu beginnen oder stattdessen Mineralwasser trinken, falls Sie mit dem Getränk keine Kalorien mehr zu sich nehmen möchten.

Es ist übrigens nicht empfehlenswert, dauerhaft bei den Diätvarianten zu bleiben, da Sie damit Ihren Körper „täuschen" (siehe Seite 81). Sie können aber, falls Ihnen diese Umstellung nicht behagt, zunächst bei Umstellung 2 weitermachen und in Schritt 1 oder spätestens in Schritt 4 des Programms die Umstellung der Diät-Softdrinks abschließen.

2) Umstellung 2 - Ersatz von Ketchup / Mayonnaise

Ersetzen Sie Ketchup, Mayonnaise oder vergleichbare sehr süße oder fettige Saucen (z.B. Barbecue-Saucen)!

[Warum? Ketchup enthält 20-30% Zucker! Mayonnaise von Markenherstellern enthält teilweise 80% Sonnenblumenöl ohne bedeutsamen ernährungstechnischen Nutzen.]

Als Alternative verwenden Sie:

Stufe 1:

Auf die Hälfte reduzierte Menge oder Ersatz (Apfelmus)

Stufe 2:

Keine Verwendung bzw. Ersatz (Senf)

Reduzieren Sie in der ersten Stufe die Menge. Lassen Sie einen Teil, z.B. die Hälfte, einfach auf dem Teller zurück. Zuhause können Sie, z.B. zu Fleisch oder Pommes Frites, auch mal Apfelmus statt Ketchup probieren. Apfelmus enthält Fruchtzucker, das ist weniger schädlich. Da Apfelmus in der Regel aber auch zusätzlich mit Kristallzucker gesüßt ist, sollten Sie volumenmäßig nicht mehr zu sich nehmen als zuvor an Ketchup.

Bei Stufe 2 gilt: Im Restaurant oder in der Imbissstube sollten Sie Ketchup entweder weglassen (also z.B. Pommes ohne Ketchup oder Mayo essen) oder wenn es sich anbietet durch Senf ersetzen (z.B. bei Würstchen). 100 Gramm Ketchup enthalten 20-30 Gramm Zucker, die gleiche Menge Senf nur 1-3 Gramm. Bei Senf gilt: je schärfer, umso weniger Zucker. Greifen Sie also bitte nicht auf süßen Senf zurück!

3) Umstellung 3 - Ersatz von Süßigkeiten

Ersetzen Sie Schokolade, Schokoriegel, Schokoladenaufstrich (z.B. Nussnugat-Cremes), Erdnussbutter, Marmelade, Kekse, Müsliriegel, Gummibärchen, Lakritze, Speiseeis, etc.!

[Warum? Die Süßigkeiten enthalten bis zu 60% Zucker! Zucker (Traubenzucker) kann der Körper selbst herstellen.]

Zum Ersetzen der Süßigkeiten gehen Sie wie folgt vor:

Stufe 1:

Reduzierung der Menge oder des Zuckergehaltes der Süßigkeiten

Stufe 2:

Keine Verwendung oder vollständiger Ersatz (weiter unten beschrieben).

In Stufe 1 können Sie z.B. den Zuckergehalt reduzieren, in dem Sie Schokolade mit einem höheren Kakaoanteil im Vergleich zu Vollmilchschokolade nehmen (vergleichen Sie dazu die Kakao- und Zuckergehalte auf der Packung), Eis ohne Sahne oder süße Saucen verzehren.

In Stufe 2 können Sie, sofern Sie nicht komplett verzichten möchten, folgendes als Ersatz nehmen:

Für Schokolade, Schokoriegel, Müsliriegel, Gummibärchen, Lakritze: Schokolade mit einem Kakaoanteil von 70% oder höher.

Für Schokoladenaufstrich, Erdnussbutter, Marmelade: Käse- scheiben, Wurstscheiben, Frischkäse.

Für Speiseeis: Gefrorenes Joghurt („Frozen Joghurt"). Aber Achtung: nehmen sie als Zusätze („Toppings") Früchte und verzichten Sie auf Saucen und Schokolade. Wählen Sie also z.B. geschnittene Erdbeeren als Topping aus und nicht eine (gesüßte) Erdbeersauce.

4) Umstellung 4 - Ersatz von Fastfood und Snacks mit Geschmacksverstärkern, Salz und Transfettsäuren

Ersetzen Sie Burger, Pommes, Chips, Salzstangen, Nachos

[Warum? Dies hat mehrere Gründe. Zum einen wird der Appetit durch Geschmacksverstärker wie z.B. Glutamat künstlich angeregt. Durch salzige Produkte führen Sie Ihrem Körper zu viel Salz zu (Bluthochdruck!). Fastfood enthält außerdem ungesunde Transfettsäuren durch die Verwendung von gehärteten Ölen und Fetten.]

Ersetzen Sie dabei wie folgt:

Stufe 1:

a) Ersatz von Burger und Pommes durch Mahlzeiten, die regelmäßig - in abwechselnder Folge - Fleisch, Fisch und Gemüse (oder Obst) enthalten und gelegentlich auch Nudeln oder Brot als Beilage (nicht als Hauptbestandteil). Ob Sie die Mahlzeiten selbst kochen, in ein Restaurant gehen, eine öffentliche Kantine oder einen Imbiss in Ihrer Nähe aufsuchen oder fertig zubereitete Mahlzeiten im Supermarkt kaufen, die Sie nur noch aufwärmen müssen, spielt dabei keine Rolle. Falls Sie die Wahl haben: je frischer zubereitet, umso besser ist es natürlich.

b) Ersatz der anderen Snacks durch Käse (z.B. Emmentaler oder Gouda in kleinen Würfeln mit Oliven oder mit Trauben auf Zahnstochern garniert) und durch Wurst (z.B. Salami, Landjäger) – mit Brot als Beilage dabei sparsam umgehen.

Ungesalzene Nüsse[1], insbesondere Walnüsse mit wertvollen ungesättigten Omega-3-Fettsäuren (die der Körper nicht selbst herstellen kann) können Sie zwischendurch verzehren. Sie können auch ungesalzene Erdnüsse, Haselnüsse, Macadamianüsse oder Paranüsse essen[2], die ebenfalls ungesättigte Fettsäuren, allerdings die besonders interessanten Omega-3-Fettsäuren in deutlich geringeren Mengen, enthalten. Eine Handvoll Nüsse pro Tag ist ausreichend.

[1] Vorsicht: der Verzehr von Nüssen ist nur sinnvoll, wenn Sie sicher sind, dass Sie keine Allergie dagegen haben

[2] Anmerkung: nicht alle davon sind „echte" Nüsse - Erdnüsse sind strenggenommen Hülsenfrüchte, Paranüsse sind Kapselfrüchte. „Echte" Nüsse sind botanisch gesehen nur die Walnuss, Haselnuss und Macadamianuss.

5) Umstellung 5 – Mindestens 1x pro Tag Obst essen

Falls Sie dies nicht bereits ohnehin machen, essen Sie etwas frisches Obst.

[Warum? Das Obst enthält Vitamine, Mineralstoffe, Ballaststoffe und Antioxidantien. Diese Stoffe kann der Körper nicht selbst herstellen!]

Stufe 1:

(Mindestens) 1x Obst pro Tag

Beim Obst können Sie frei auswählen, die Menge sollte mindestens einem Apfel oder einer Banane entsprechen. Eine einzelne Weintraube genügt natürlich nicht. Nehmen Sie kein verarbeitetes, sondern frisches Obst, also keine Pürees oder industriell vorgeschnittenes Obst oder etwa Obstkonserven. Gezuckertes Obst wie z.B. Ananas aus der Dose oder getrocknete Produkte wie Rosinen oder süße Datteln zählen nicht - nur frisches Obst!

6) Wie lange soll ich im „Soft-Einstieg" verbleiben? Ab wann sollte ich die in Schritt 1 vorgeschlagene Ernährungsumstellung angehen?

Der Soft-Einstieg bietet in der Regel mehrere Stufen für jede Umstellung an. Wenn Sie schon bei der jeweils höchsten Stufe angekommen sind, dann dauert es nicht mehr lange. Trotzdem empfiehlt es sich, abwarten, bis Sie von selbst Lust haben, die Umstellung weiter voranzutreiben. Zwänge sind immer eine schlechte Alternative!

Denken Sie daran: Wenn Sie die Empfehlungen des Soft-Einstiegs alle umgesetzt haben, dann sind Sie schon einen sehr großen Schritt bei der Ernährungsumstellung vorangekommen. Es spielt keine Rolle, wie viele Wochen Sie für die gesamte Umstellung brauchen.

4) Schritt 1 – Impulse durch die Ernährung

Was Sie in Schritt 1 erwartet

Im ersten Schritt des Programms 1234Fit lernen Sie, was ungesund an den Lebensmitteln, die Sie derzeit zu sich nehmen, ist. Sie legen den Grundstein für eine dauerhaft gesunde Ernährung und Sie lernen, Ihrem Körper wieder zu vertrauen. Sie achten darauf, Ihrem Körper alles, was er für ein optimales Funktionieren benötigt, stets in ausreichender Menge zur Verfügung zu stellen. Zusätzlich setzen Sie erste Impulse, die einen Abbau von Körperfett begünstigen.

Falsche Ernährung ist neben unzureichender Bewegung die häufigste Ursache für eine mangelnde Fitness. Diese falsche Ernährung umzustellen, ist Ziel des ersten Programmschritts.

Ohne Kalorien zu zählen oder zu hungern, beobachten Sie ganz entspannt, was jetzt in Ihrem Körper passiert. Das Körpergewicht verändert sich in dieser Phase kaum. Aber schon nach kurzer Zeit merken Sie, dass die Lethargie langsam verschwindet – Sie fühlen sich wacher, aufmerksamer und aktiver. Nachdem Sie gegessen haben sind Sie gesättigt, ohne ein Völlegefühl zu haben. Der ständige Hunger ist verschwunden! Das erste Ziel ist erreicht.

Die richtige Einstellung ist wichtig

Als übergewichtige Person hat man das Vertrauen in sich selbst verloren. Man glaubt, nicht richtig zu funktionieren. Warum sonst hat man immer Hunger und isst ständig zu viel, obwohl man es besser wissen sollte? Das Selbstvertrauen leidet enorm, weil man durch die überschüssigen Pfunde, die man zur Schau stellt, anderen Personen die eigene Schwäche andauernd demonstriert.

Dabei funktioniert Ihr Körper einwandfrei! Wenn Sie nicht zu den wenigen Personen gehören, die an genetisch- oder durch eine Krankheit bedingtem Übergewicht leiden (z.B. durch Stoffwechsel-störungen), dann gibt es keinen Grund, Ihrem Körper zu misstrauen.

Der menschliche Körper ist ein wahres Wunderwerk, welches sich über einen langen Zeitraum, über hunderttausende von Jahren, immer weiter perfektioniert hat. Wenn dies nicht so wäre, wenn uns unser Körper permanent mit falschen Signalen versorgen würde, dann wären wir schon längst als Spezies ausgestorben.

In einem Punkt vertrauen auch Sie jetzt schon Ihrem Körper blind. Denken Sie an den Flüssigkeitshaushalt in Ihrem Körper, an das Thema Trinken und Durst. Haben Sie schon einmal gehört oder gelesen, dass Sie Ihrem Körper nicht vertrauen sollten, wenn Sie Durst haben? Dass Sie erst einmal warten sollten, bis sich der Durst vielleicht legt? Dass Sie zählen sollten, wie viel Flüssigkeit Sie schon zu sich genommen haben und falls Sie das Tagespensum erreicht haben, nichts mehr trinken sollten?

Nein, das haben Sie bestimmt nicht gehört. Wenn wir Durst haben, dann wissen wir, dass es höchste Zeit ist, Flüssigkeit zu uns zu nehmen. Niemand vermutet ernsthaft, dass das Signal Durst, welches der Körper liefert, ein falsches Signal sein könnte.

Warum ist es dann beim Signal Hunger anders? Warum vertrauen wir dem Körper nicht genauso? Wenn wir die Zusammenhänge durchschaut haben, dann erkennen wir, dass es nicht unser Körper ist, der ein falsches Signal liefert. Wir können unserem Körper auch hier zu 100% vertrauen. Hungergefühl und Sättigung, alles funktioniert einwandfrei, wenn wir unseren Körper mit der richtigen Nahrung versorgen.

Der Fehler liegt nicht im Körper, sondern in der Ernährung. Wir füttern unseren Körper mit schlechter Nahrung und wundern uns, dass er damit nicht zurechtkommt.

Unsere Nahrung enthält Zusatzstoffe, die in der Evolution für den Menschen bis vor wenigen hundert Jahren praktisch keine Rolle spielten, insbesondere ein Zusatzstoff: Zucker. Vor weniger als tausend Jahren war Zucker in Europa noch ein sehr seltener Luxusartikel, für den Normalbürger völlig unerschwinglich - heute ist er Zusatzstoff in einer Vielzahl von Lebensmitteln.

Gehen Sie spaßhalber einmal durch einen Supermarkt und prüfen Sie, welche Regalreihen Produkte enthalten, auf deren Packung Sie „Zucker" als Zusatzstoff entdecken können. Sie werden erstaunt sein: es sind zwischen 40 und 75 % aller Lebensmittel in einem gewöhnlichen Supermarkt.

Der menschliche Körper hat in der – aus Evolutionssicht – sehr kurzen Zeitspanne, seit es industriell gefertigte Lebensmittel gibt, keine Chance gehabt, sich auf diesen Zusatzstoff einzustellen. Leider wirkt Zucker in größeren Mengen, bereits in Portionen ab 20 bis 50 g, wie ein Giftstoff. Könnte unser Körper nicht gegensteuern (was bei Diabetikern der Fall ist), würde bereits die Menge an Zucker, die in zwei Gläsern eines Softdrinks enthalten ist, zu einem bedrohlich ansteigenden Blutzuckerspiegel führen mit der Folge, dass wir bewusstlos werden oder ins Koma fallen. Mehr dazu erfahren Sie im nächsten Abschnitt.

An dieser Stelle sei nur Eines erwähnt: Würden wir unsere Getränke genauso mit Schadstoffen versehen, dann würde auch der Durst ein falsches Signal liefern. Das passiert zum Beispiel, wenn Seefahrer Meerwasser trinken. Sie entziehen dem Körper Feuchtigkeit durch die salzhaltige Lösung. Der Körper signalisiert zurecht: Ich habe noch mehr Durst, ich brauche Wasser! Wenn jetzt weiterhin Meerwasser zugeführt wird, dann führt dies letztlich zum Tode.

Das Erste, was wir lernen sollten, ist es, unserem Körper zu vertrauen. Wenn wir ihn vernünftig ernähren und pflegen, dann stellt sich ein ausgewogenes Körpergewicht und ein natürlicher Bewegungsdrang ganz von alleine ein. Das bedeutet auch, dass wir den Körper nicht zu kontrollieren brauchen und auch keine Kalorien zählen müssen. Unser Körper gibt uns Bescheid, falls er etwas benötigt.

Wann Zucker zum Problem wird

Süßigkeiten und der Heißhunger

Vielleicht haben Sie in Kapitel „2) Grundlagen der Ernährung – Die Basics" im Abschnitt „Wie Heißhunger entsteht" sich schon im Detail durchgelesen, was im Körper passiert, damit es zum Gefühl des Heißhungers kommt. An dieser Stelle soll daher nur eine Zusammenfassung wiedergegeben werden.

Unser Blut enthält Traubenzucker (Glucose) als wichtigen Energielieferanten für den Körper. Der Blutzuckerspiegel bewegt sich in einem engen Bereich, damit der Körper vernünftig funktioniert. Zu wenig oder zu viel Traubenzucker im Blut - beides ist schädlich und kann schnell zu Störungen bis hin zum kompletten Versagen des Kreislaufes führen.

Wenn wir stark zuckerhaltige Lebensmittel zu uns nehmen, passiert Folgendes: Der Zucker produziert im Magen- und Darmtrakt rasch Traubenzucker, dadurch steigt der Blutzuckerspiegel kontinuierlich über einen Zeitraum von mehreren Minuten an. Unser Blut droht zu überzuckern, was schnell lebensgefährlich werden kann.

Dem Körper bleibt nichts anderes übrig, als gegenzusteuern und Insulin auszuschütten. Dadurch wird der Blutzuckerspiegel aber zu weit abgesenkt, so dass der Körper wieder über Hunger signalisiert, dass er unterzuckert ist.

Der Effekt ist also paradox. Wir führen dem Körper rasch viel zu viel Energie zu, was nach kurzer Zeit dazu führt, dass wir schon wieder hungrig sind. Das ist der hinlänglich bekannte Effekt, dass man immer wieder zu den Süßigkeiten greift, Heißhunger bekommt, obwohl der Magen schon prallvoll ist. Das Ergebnis ist bekannt – nach der „Zuckerorgie" ist einem schlecht und man ist körperlich träge.

Prägen Sie sich bitte die Abfolge bei der Entstehung von Heißhunger ein:

1. Übermäßiger Zuckerkonsum,
2. zu hoher Blutzuckerspiegel,
3. Insulinausschüttung,
4. zu niedriger Blutzuckerspiegel und in dessen Folge Heißhunger.

Eine typische „Zuckerorgie" in Zahlen

Was bedeutet nun aber „übermäßiger Zuckerkonsum"? Das soll an einem praktischen Beispiel verdeutlicht werden.

Falls Sie in Kapitel „2) Grundlagen der Ernährung – Die Basics" den Abschnitt „Ein paar nützliche Relationen" gelesen haben, wissen Sie bereits, wie viel Traubenzucker das gesamte Blut im menschlichen Körper enthält (nur 5 g), wie viel Zucker in Süßigkeiten steckt, wie viel Traubenzucker er freisetzt und wie lange der Körper braucht, um diese Energiemenge abzubauen. Dann wird Ihnen vieles im nachfolgenden Abschnitt bereits bekannt vorkommen.

Hier nun das Beispiel:

Sie sitzen abends vor dem Fernseher und haben ein Glas Cola vor sich stehen. Ein Glas mit 200 ml enthält etwa 20 g Zucker. Wenn Sie einen ordentlichen Schluck daraus nehmen, führen Sie Ihrem Körper damit auf einen Schlag etwa 5 g Zucker zu. Das entspricht einer Energiemenge von etwa 20 kcal. Damit können Sie etwa 2 Minuten Joggen.

Aber das tun Sie nicht, Sie bleiben ruhig vor dem Fernseher sitzen und nehmen spätestens nach zehn Minuten noch einen Schluck oder naschen etwas anderes. In dieser Zeit haben Sie aber nur etwa 10 kcal, also die Hälfte verbraucht. Der Blutzuckerspiegel steigt dadurch an einem Abend rasch an und dem Körper bleibt nichts anderes übrig, als irgendwann die Reißleine zu ziehen und mit Insulin entgegenzusteuern.

Die ganzen überschüssigen Kalorien werden in Fett umgewandelt und der **Blutzuckerspiegel ist niedriger** als zuvor. Das löst den bekannten Heißhunger aus und Sie greifen schnell nach etwas Süßem. Derjenige der sich gesund ernährt, hat dagegen zu diesem Zeitpunkt einen **gleichbleibenden Blutzuckerspiegel** und kein Verlangen nach etwas Süßem.

Zucker in diesen hohen Konzentrationen ist letztlich wie ein Gift. Sie müssen verstehen, dass die Ausschüttung von größeren Mengen Insulin wirklich eine allerletzte Notbremse ist, die der Körper zieht. Personen, die kein Insulin produzieren können wie Diabetiker, wären nach dem Konsum von übermäßigem Zucker tot!

Man kann also große Mengen Zucker zu sich nehmen und sich beklagen, dass der Körper nicht damit fertig wird oder man kann ihn einfach weglassen oder zumindest deutlich reduzieren, weil er ohnehin kein Bestandteil einer ausgewogenen Ernährung sein sollte. Entscheiden Sie selbst, was mehr Sinn macht.

Was ist Zucker?

An dieser Stelle ist es sinnvoll, kurz über den Begriff „Zucker" aufzuklären. Es gibt unzählige Zuckerarten wie z.B. Fruchtzucker (Fructose), Malzzucker (Maltose), Milchzucker (Lactose) und Traubenzucker (Glucose). Wenn wir von Zucker sprechen und den schädlichen Zusatzstoff meinen, dann handelt es sich um „Saccharose", umgangssprachlich als Kristallzucker, Haushaltszucker oder einfach „Zucker" bezeichnet. Saccharose ist ein Kohlenhydrat und ein Disaccharid.

Beim „Blutzuckerspiegel" ist dagegen Traubenzucker (Glucose) gemeint. Der normale Zucker (Saccharose) zerfällt im Magen- und Darmtrakt übrigens in Traubenzucker und Fruchtzucker.

Warum übt Zucker eine Anziehungskraft auf den Menschen aus? Kohlenhydrate und dazu zählt Zucker, sind Energielieferanten für den Organismus. Es ist daher sinnvoll, dass gleich beim Zerkauen im Mund eine erste „Analyse" der Nahrung vorgenommen wird und wir sofort eine Rückmeldung erhalten, wie nahrhaft die Speise ist. Vereinfacht ausgedrückt, je süßer wir eine Speise empfinden, umso nahrhafter ist sie.

Das macht aus Sicht der Evolution absolut Sinn. Wenn wir also etwas Süßes essen, dann wird dies als besonders nahrhaft wahrgenommen und wir erfahren eine positive Rückmeldung: unser Gehirn bestätigt die Auswahl der Speise als gut.

Erst in der Neuzeit ist durch den übermäßigen künstlichen Zusatz von Zucker in den industriell gefertigten Lebensmitteln ein Problem für unseren Körper daraus geworden. Natürliche Lebensmittel wie Fleisch, Eier, Milch, Getreide, Fisch, Obst oder Gemüse, an die sich der menschliche Körper während der Evolution angepasst hat, besitzen diesen Zuckerzusatz nicht.

Zucker in der Jugend

Interessanterweise achten wir bei Säuglingen und Kleinkindern meistens noch auf eine ausgewogene, sinnvolle Ernährung. Hochwertige Babynahrung, die industriell gefertigt wird, ist in der Regel völlig frei von Zucker als Zusatzstoff. Probieren Sie mal einen Joghurt, der für ein Kleinkind bestimmt ist und vergleichen Sie ihn mit einem handelsüblichen Joghurt, den Sie als Erwachsener essen? Schmecken Sie den Unterschied?

Erst wenn die Kinder ein paar Jahre alt sind, schleicht sich eine Nachlässigkeit ein. „Nehmt nicht so viel von dem Softdrink, das ist ungesund", rufen wir den Kindern hinterher und resignieren doch vor dem übermächtigen Angebot der Nahrungsmittelindustrie und ihrer kostspieligen Werbung.

Als junge Erwachsene haben wir uns längst daran gewöhnt, dass die meisten industriell gefertigten Nahrungsmittel Zucker enthalten. Wir trinken morgens einen gesüßten Kaffee, essen ein vermeintlich gesundes Frühstück mit Marmelade (ca. 40-50% Zucker!), Fruchtjoghurt (ca. 10-15% Zucker!) und Müsli (ca. 10-20% Zucker!). Mittags essen wir eine Mahlzeit, die kaum ohne eine schwere, stark gezuckerte Sauce auskommt und abends sitzen wir mit Süßigkeiten (Vollmilchschokolade: ca. 60% Zucker!) und im schlimmsten Fall noch einem Softdrink (ca. 10-15% Zucker!) vor dem Fernseher.

Eigentlich ist es ein Wunder, dass unser Körper bei den Unmengen an Zucker, die wir täglich in ihn hineinschaufeln, überhaupt noch einigermaßen funktionieren kann.

Das Dilemma der Lebensmittelindustrie

Was in den letzten Absätzen beschrieben wurde, ist in der Wissenschaft hinlänglich bekannt. Warum produziert die Lebensmittelindustrie dennoch Produkte mit viel zu viel Zucker, anstatt gesunde, ausgewogene Nahrungsmittel auf den Markt zu bringen?

Ein Teil der Antwort liegt im Verhalten der Konsumenten. Wenn ein Kunde zwei Produkte zur Auswahl hat, die bis auf den Zuckergehalt identisch sind, dann greift er in der Regel zum Produkt mit dem höheren Zuckergehalt. Weil es ihm besser schmeckt, weil seine Kinder es lieben, weil es als Geschenk besser ankommt - vereinfacht ausgedrückt, weil sein Gehirn ihm eine positive Rückmeldung aus den eben beschriebenen Gründen gibt.

Auf die rein kommerziellen Gründe, die aus Sicht des Lebensmittelproduzenten für die Verwendung des günstig erhältlichen und in großen Mengen verfügbaren Zuckers in Lebensmitteln sprechen, brauchen wir hier nicht einzugehen. Dass die Verwendung von Zucker (leider) ein prima Geschäft sein kann, versteht sich von selbst.

Wenn wir uns gesund ernähren wollen, können wir nicht warten, bis die Supermarktregale nur noch ausgewogene Nahrungsmittel enthalten. Wir müssen die ungesunden Produkte selbst von der Liste nehmen.

<u>Der Teufelskreis im mittleren Alter</u>

Wenn man jung ist und viel Sport treibt, dann kommt der Körper mit den überzuckerten Produkten oftmals noch zurecht. Der Grundumsatz des Körpers ist hoch, die Kalorien werden einfach verbrannt. Aber man gewöhnt sich bereits in frühen Jahren an die süßen Speisen und legt den Grundstein für einen späteren Teufelskreis.

Dieser Teufelskreis aus Übergewicht, Antriebslosigkeit und Bewegungsmangel, welcher in der Regel im mittleren Alter auftaucht, ist in dem einleitenden Kapitel „1234Fit – der Unterschied zu Diät oder Fitnessprogramm" bereits detailliert beschrieben worden.

An dieser Stelle sei nur erwähnt, dass es sich lohnt, auch später, wenn man wieder fit ist und sich ausreichend bewegt, auf zuckerhaltige Lebensmittel zu verzichten. Durch den erhöhten Grundumsatz würde man eine schlechte Ernährung – wie in der Jugend – vielleicht ganz gut wegstecken. Aber man legt den Grundstein für den nächsten Teufelskreis.

Ist man beruflich plötzlich stärker eingespannt und vernachlässigt die Bewegung oder steckt man mental in einer Krise, z.B. durch eine Trennung oder einen Schicksalsschlag, dann ist dies für den Körper kein Problem, solange man sich weiterhin gesund ernährt. Wenn man aber zuvor wieder Zucker schleichend in den Alltag integriert hat, dann ist man nicht gewappnet und rutscht wieder in die Situation hinein, in der man sich vor der Ernährungsumstellung befand.

<u>Wie es sich mit wenig Zucker lebt</u>

Bevor wir auf die Ernährungsumstellung detailliert eingehen, möchte ich Ihnen eine Angst nehmen, die möglicherweise in Ihnen aufkeimt. Sie fragen sich vielleicht, ob es nicht eine Quälerei ist, auf Zucker weitestgehend verzichten zu „müssen" und ob Sie nicht später wie ein Drogensüchtiger mit einem tiefen Verlangen um jede Packung Süßigkeiten schleichen werden. Was sollen Sie denn ohne den Zucker tun, wenn Sie mal wieder eine „Heißhungerattacke" haben?

Hier kann ich eine Entwarnung geben. Ich habe den Zucker aus meinem Leben überwiegend gestrichen, und ich habe kein Verlangen, keine Sehnsüchte. Ganz im Gegenteil beschert mir die gesunde Ernährung ein unbeschreiblich positives Lebensgefühl, eine Energie, die durch keine Süßigkeit hervorgerufen werden kann. Und der Heißhunger gehört der Vergangenheit an. Wie im letzten Kapitel beschrieben, wird er ja nur durch den Konsum von Süßigkeiten hervorgerufen. Denken Sie an die dort beschriebene Abfolge „1. Übermäßiger Zuckerkonsum, 2. zu hoher Blutzucker-spiegel, 3. Insulinausschüttung, 4. zu niedriger Blutzuckerspiegel und in dessen Folge Heißhunger".

Die Entwöhnung von Zucker geht übrigens sehr schnell. Sobald Sie den Kreislauf aus übermäßigem Zuckerkonsum und Heißhunger für kurze Zeit durchbrochen haben, ist es vorbei. Ein paar Tage können schon reichen. Es kann jedoch einige Wochen dauern, bis wir uns den Griff zu Süßigkeiten wirklich abgewöhnt haben dadurch, dass wir wiederholt zu einer Alternative greifen. Eine körperliche Abhängigkeit bildet sich trotz jahrelangen hohen Zuckerkonsums glücklicherweise in der Regel nicht. Ohne Zucker zu leben ist also nicht mit der Vorstellung eines Raucher, ohne Zigaretten leben zu müssen, zu vergleichen.

<u>Tipp: Unverkrampfter Umgang mit zuckerhaltigen Lebensmitteln</u>

Wenn ich gemeinsam mit Freunden dem Gruppenzwang nachgebe und auch etwas Süßes in Maßen esse, dann ist der „Genuss", den ich dabei verspüre bei weitem nicht so groß wie früher, als ich

Süßigkeiten gewohnt war. Heute assoziiere ich ein unangenehmes Völlegefühl und eine unliebsame Trägheit mit süßen Speisen.

In der Regel habe ich Süßigkeiten und Snacks zum Knabbern in den Schränken für den Fall, dass Gäste einen Appetit darauf verspüren. Ich selbst verspüre keine Lust darauf, daher ist es absolut kein Problem.

Das ist übrigens auch mein Tipp an Sie: Gehen Sie von Anfang an unverkrampft mit zuckerhaltigen Lebensmitteln um. Falls Sie zu Beginn des Programms z.B. doch zu Schokolade, Gummibärchen oder anderen Süßigkeiten greifen, dann sollten Sie sich nicht dafür schämen. Verzehren Sie die Süßigkeiten stattdessen bewusst und achten Sie darauf, was im Körper passiert. Prüfen Sie, ab wann das Gefühl, Ihren Hunger gestillt zu haben, nachlässt und wann das Heißhungergefühl einsetzt.

Vielleicht unterbrechen Sie das ganze Spiel dann einfach, bevor Sie die ganze Packung Süßigkeiten geleert haben und Ihnen schlecht geworden ist, z.B., indem Sie bei der nächsten Heißhungerattacke einfach einen Apfel essen und danach ein paar Minuten warten.

Tipp: Zuckerersatzstoffe und Süßstoffe meiden

Zuckerersatzstoffe und Süßstoffe bescheren ein süßes Gefühl im Mund und haben weniger Kalorien als Zucker bzw. keine Kalorien. Zuckerersatzstoffe sind z.B. Sorbit, Xylith, Mannit, Maltit oder Lactit. Zu den Süßstoffen zählen z.B. Acesulfam, Aspartam, Cyclamat, Saccharin und Stevia.

> Macht es daher Sinn, auf die im Handel erhältlichen Light- oder Zero Kalorien- Versionen der bisher konsumierten Lebensmittel zurückzugreifen? Sollte man zum Kochen Zuckerersatzstoffe oder Süßstoffe verwenden?

Aus meiner Sicht ist die Antwort auf diese Fragen jeweils ein **klares Nein!** Für mich sprechen drei Gründe dagegen:

- Wir versuchen den Körper zu täuschen, insbesondere wenn wir Süßstoffe verwenden. Wir suggerieren eine kohlenhydratreiche Nahrung und führen dem Körper etwas ganz anderes zu. Dadurch sind Fehlfunktionen im Organismus vorprogrammiert, die wir vielleicht derzeit gar nicht in vollem Umfang abschätzen können.

- Diese Stoffe besitzen überhaupt keinen ernährungstechnischen Nutzen. Der Körper braucht weder die Kohlenhydrate, die in Zuckerersatzstoffen enthalten sind, noch die großtechnisch hergestellten Chemikalien, die letztlich als Süßstoffe verkauft werden.

- Warum sollten wir an der Gewohnheit festhalten, industriell gefertigte Süßwaren zu verzehren? Wenn wir Appetit nach etwas Süßem haben, dann können wir auf Obst zurückgreifen, welches wertvolle Ballaststoffe, Vitamine und Antioxidantien enthält.

Entscheiden Sie selbst für sich, ob Sie Zuckerersatzstoffe oder Süßstoffe verwenden wollen. Natürlich können Sie die Ernährungs-umstellung trotzdem durchführen, auch wenn Sie meiner Empfeh-lung, auf diese Stoffe zu verzichten, nicht folgen wollen.

<u>Tipp: Zucker nicht durch Honig oder Ahornsirup ersetzen</u>

Falls Sie schon einmal eine Diät, die auf Paleo[1] basiert, absolviert haben, sind Sie vielleicht auf die Empfehlung, Honig oder Ahornsirup als Zuckerersatz zu nehmen, getroffen.

Bedenken Sie jedoch - Honig und Ahornsirup sind zwar Naturpro-dukte, führen aber wie Zucker zu einem raschen Anstieg des Blutzuckerspiegels.

Steinzeitmenschen und Naturvölker kannten Honig von Wildbienen und indianische Völker kennen die Gewinnung von Ahornsirup, so die Logik der Paleo-Diät. Trotzdem ist es nochmals ein Unterschied, ob einem Wildbienenstamm ein paar Kilo Honig abgenommen werden und dieser in einer Dorfgemeinschaft auf hunderte von Köpfen aufgeteilt wird oder ob wir heute zum Supermarkt um die Ecke gehen und ein halbes Kilo davon einkaufen.

Honig besteht überwiegend aus Fruchtzucker und Traubenzucker, also den beiden Einfachzuckern, in welche normaler Haushaltszucker (Saccharose) im Magen- und Darmtrakt aufgespalten wird. Ahornsirup enthält sogar hohe Anteile an Saccharose. Ein Ersatz von Zucker durch Honig oder Ahornsirup bringt daher ernährungstechnisch nichts. Meine Empfehlung ist deshalb auch, Zucker nicht 1:1 durch Honig oder Ahornsirup zu ersetzen, sondern den Zucker ersatzlos zu streichen oder zumindest deutlich zu reduzieren.

[1] Die Paleo-Ernährung oder Steinzeiternährung basiert auf Nahrungsmitteln, die schon in der Steinzeit verfügbar waren (Fleisch, Gemüse, Obst, Eier, Fisch, Meeresfrüchte, Kräuter, Pilze, Nüsse, Esskastanien, Honig)

Die Prinzipien der Ernährungsumstellung

Bei der Ernährungsumstellung gilt es, vier Grundprinzipien zu beachten:

1) *Kein Zucker* – Lebensmittel, die Zucker als Inhaltsstoff besitzen, werden aus dem Speiseplan gestrichen oder in der Menge deutlich reduziert. Auf das Nachsüßen von Speisen mit Zucker, Zuckerersatzstoffen, Süßstoffen oder natürlichen Süßungsmitteln wie z.B. Honig oder Ahornsirup wird ganz oder überwiegend verzichtet

2) *Produkte mit Geschmacksverstärker, übermäßig Salz und Transfettsäuren meiden* – Lebensmittel, die zugesetzte Geschmacksverstärker, große Mengen an Salz, oder Transfettsäuren enthalten, werden vom Speiseplan gestrichen oder in der Menge deutlich reduziert. Gerichte werden nur in Maßen zusätzlich gesalzen

3) *Ernährungspyramide beachten* – Grundlage der wissenschaftlich anerkannten, ausgewogenen Ernährung und der Empfehlung von staatlichen Gesundheitsbehörden ist für einen gesunden und fitten Menschen die Ernährungspyramide. Sie dient als Orientierung für die Ernährungsumstellung

4) *Einfache Kohlenhydrate reduzieren* – Über einen begrenzten Zeitraum wird der Anteil an sogenannten „einfachen" Kohlenhydraten, die überwiegend als Energielieferanten dienen, reduziert. Dies stimuliert den Abbau von Fettreserven im Körper

Warum sind diese vier Prinzipien sinnvoll?

Zu 1) *Kein Zucker*

Im Abschnitt „Wann Zucker zum Problem wird" (Kapitel 4) haben Sie bereits erfahren, dass der übermäßige Konsum von Zucker (Saccharose) eine Hauptursache für das Phänomen „Heißhunger" ist. Der regelmäßige Heißhunger führt zum ungewollten Aufbau von überschüssige Fettreserven.

In dem Abschnitt „Was braucht der Körper?" (Kapitel 2) wurde dargestellt, dass der Körper besonders von Kohlenhydraten in der Nahrung profitiert, die entweder Ballaststoffe darstellen und wichtige Funktionen im Rahmen der Verdauung übernehmen oder die nur sehr langsam den Blutzuckerspiegel erhöhen (niedriger Glykämischer Index) und damit für ein anhaltendes Sättigungsgefühl sorgen. Zu beiden Gruppen gehört der Zucker nicht.

Zu 2) *Produkte mit Geschmacksverstärker, übermäßig Salz und Transfettsäuren meiden*

Geschmacksverstärker wie Glutamate kommen in natürlichen Lebensmitteln nur in geringen Mengen vor. In der Lebensmittelindustrie werden Geschmacksverstärker dagegen oft in hoher Dosierung in Würzmitteln verwendet (z.B. in Sojasauce). Sie regen den Appetit an und besitzen keine sinnvolle Funktion für die Ernährung.

Salz ist bei einer ausgewogenen Ernährung in der Regel schon reichlich in den Nahrungsmitteln enthalten (siehe nachfolgendes Kapitel „Generelle Tipps": Salz). Der übermäßige Verzehr von stark gesalzenen Lebensmitteln führt daher zu einer viel zu hohen Dosierung.

Transfettsäuren sind ungesunde Nebenprodukte bei der industriellen Härtung von Ölen und Fetten (siehe Abschnitt „Was braucht der Körper (Abschnitt 2: Fett)" in Kapitel 2). Insbesondere in frittierten Produkten im Fast-Food-Bereich, wie z.B. in Pommes Frites, sind sie enthalten.

Zu 3) *Ernährungspyramide beachten*

Im Abschnitt „Ernährungspyramide" (Kapitel 2) wurde erläutert, wie Sie sicherstellen können, dass der Körper alle erforderlichen Nahrungsbestandteile erhält, um gesund zu bleiben. Sie orientieren sich dazu an den Mengenrelationen für wichtige Lebensmittelgruppen anhand der Ernährungspyramide. Lebensmittelgruppen in der Basis der Pyramide sollten häufiger und in größeren Mengen zugeführt werden, Lebensmittelgruppen im oberen Teil der Pyramide entsprechend seltener bzw. in kleineren Mengen.

Diäten empfehlen eine Ernährung, welche in der Regel deutlich im Widerspruch zur Ernährungspyramide steht (z.B. Verzicht auf Fette oder Verzicht auf Kohlenhydrate). Das Programm 1234Fit stellt keine Diät dar. Daher wird in Prinzip 4 nur ein leichter Impuls gesetzt, um die Fettverbrennung anzuregen. Mittelfristig kehren Sie zur Orientierung, welche die Ernährungspyramide vorgibt, ohne Einschränkung zurück.

Zu 4) *Einfache Kohlenhydrate reduzieren*

Bei Kohlenhydraten werden komplexe und „einfache" Kohlenhydrate unterschieden (siehe „Was braucht der Körper?", Kapitel 2). Während komplexe Kohlenhydrate wichtige Funktionen bei der Ernährung übernehmen (Stichworte: Ballaststoffe, Sättigungsgefühl), dienen einfache Kohlenhydrate nur als Energielieferanten.

Wenn wir ihren Anteil in der Nahrung reduzieren, dann reduzieren wir leicht den Anteil an Glykogenreserven (Kohlenhydratspeicher) im Körper. Dadurch setzen wir einen Impuls, durch langsamen Abbau von Körperfett den Anteil an Glykogenreserven wieder aufzubauen und den Blutzuckerspiegel auf dem durchschnittlichen Niveau zu halten.

<u>Wie lerne ich, diese vier Prinzipien umzusetzen?</u>

Anhand der in den nachfolgenden Abschnitten im Detail dargestellten Fallbeispiele lernen Sie, diese Grundprinzipien im Alltag anzuwenden. Vor diesen Fallbeispielen finden Sie einen Abschnitt „Generelle Tipps" mit Hinweisen, die in verschiedenen Situationen nützlich sind. Dadurch sollen häufige Wiederholungen vermieden werden.

Alle relevanten Situationen, die Ihnen begegnen werden, sind als Fallbeispiele abgebildet:

- „Im Supermarkt"
- „Zuhause kochen"
- „Rezepte anpassen"
- „Am Imbiss-Stand"
- „In der Kantine"
- „Im Restaurant"
- „Essen bei Freunden"

Mit den anschließend aufgeführten Übungsfragen können Sie sich selbst prüfen, ob Sie die Grundprinzipien verinnerlicht haben. Die Antworten zu den Übungsfragen finden Sie im Anhang des Buches.

Einen Praxis-Tipp, wie Sie zusätzlich schnell und intuitiv ein Gericht auf kritische Bestandteile prüfen können, erhalten Sie im Anhang unter „Tipp: Schnellcheck Gericht – Trojanische Pferde identifizieren".

Falls Sie Ihr Gewicht bereits von Anfang an regelmäßig kontrollieren wollen, dann empfehle ich Ihnen den „Tipp: Wie wiege ich mich?" im Anhang des Buches zu lesen.

Generelle Tipps

In diesem Abschnitt sind Informationen zu Produkten zusammengefasst, welche Ihnen im alltäglichen Leben häufig begegnen und für die es im Rahmen einer ausgewogenen Ernährung Einschränkungen gibt.

Zu diesen Produkten zählen:

1) Backwaren & Kuchen
2) Bier
3) Brot & Brötchen
4) Diät-Produkte
5) Dressing
6) Fruchtsäfte
7) Ketchup, Mayonnaise und Saucen
8) Salz
9) Snacks
10) Softdrinks & Energydrinks
11) Spirituosen
12) Süßigkeiten
13) Wein
14) Zucker

Bevor die Produkte aufgeführt werden, erhalten Sie einen Hinweis, wie Sie auf der Verpackung von verarbeiteten Lebensmitteln kritische Inhaltsstoffe identifizieren können.

Kritische Inhaltsstoffe identifizieren

Nach den Prinzipien der Ernährungsumstellung sollten **Zucker**, **Geschmacksverstärker**, **Salz** und **Transfettsäuren** in Lebensmitteln gemieden werden. Doch wie erkennen Sie, ob und in welchen Mengen diese Stoffe in einem verarbeiteten Lebensmittel enthalten sind?

Lesen Sie dazu die Angaben, die auf der Verpackung des Produktes unter „Zutaten" und unter „Nährwerte" angegeben sind. Unter „Zutaten" sind die zugesetzten Produkte übrigens in einer Reihenfolge genannt, die dem jeweiligen Anteil im Lebensmittel entspricht. Je weiter vorne eine Bezeichnung auftritt, umso größer ist also die zugesetzte Menge. Zum Teil sind die zugesetzten Mengen aber auch in Klammern als Prozentzahl angegeben.

Zucker:

Wenn Sie in der Liste der „Zutaten" das Wort „Zucker" finden, können Sie sicher sein, dass Zucker zugesetzt wurde. Das umgekehrte gilt leider nicht. Zum Teil werden andere Bezeichnungen verwendet (Saccharose, Kristallzucker, Rohrzucker, Sirup, Zuckersirup) oder eine andere Zutat enthält hohe Anteile an Zucker (z.B. getrocknete Früchte oder Fruchtzubereitungen).

Daher sollten Sie auch den Zuckergehalt in der Tabelle der „Nährwerte" in der Spalte „pro 100 g" ablesen. Der Wert steht in der Zeile „davon Zucker". Wenn z.B. „davon Zucker 10,3 g" aufgeführt ist, bedeutet dies, dass das Produkt 10,3% Zucker enthält.

Bei Milchprodukten lohnt es sich, den Anteil an Milchzucker separat zu berücksichtigen. Dies wird im Fallbeispiel „Im Supermarkt" erläutert (unter 5. Eier / Milch & Käse & Milchprodukte).

Geschmacksverstärker:

In der Liste der „Zutaten" taucht entweder das Wort „Geschmacksverstärker" oder „Glutamat" (auch als Wortvariante wie z.B. „Natriumglutamat") oder eine oder mehrere der Bezeichnungen „E 621", „E 622", „E 623", „E624", „E625" auf. Die E-Nummern sind Kürzel für Lebensmittelzusatzstoffe.

Salz:

In der Liste der „Zutaten" ist „Salz" (auch als Wortvariante wie „Jodsalz") aufgeführt. Den Salzgehalt finden Sie in der Tabelle der „Nährwerte" in der Spalte „pro 100 g" in der Zeile „Salz". Wenn z.B. „Salz 1,7 g" aufgeführt ist, bedeutet dies, dass das Produkt 1,7% Salz enthält.

Transfettsäuren:

Transfettsäuren entstehen bei der industriellen Härtung von Ölen und Fetten. Sie verstecken sich in diesen gehärteten Ölen und Fetten. Die Bezeichnung „Transfettsäuren" finden Sie nicht auf der Verpackung.

Achten Sie daher auf die Angabe „enthält gehärtete Fette" oder „pflanzliches Fett, zum Teil gehärtet" oder Ähnliches auf der Verpackung oder entsprechend in der Liste der „Zutaten".

1) Backwaren & Kuchen

Brot und Brötchen werden in einem separaten Punkt behandelt. Zu den anderen Backwaren einschließlich Kuchen ist generell anzumerken, dass diese aufgrund des in der Regel hohen Zuckeranteils und Mehlanteils zu vermeiden sind.

Diese Backwaren kann man in einer kontrollierten Menge verspeisen, wenn es durch gesellschaftliche Anlässe geboten ist oder wenn man z.B. bei Freunden zu Besuch ist. Selbst zu backen, Gebäck oder Kuchen im Supermarkt oder in der Konditorei zu kaufen, unterstützt nicht dabei, fit zu werden. Auch das Wort „Obst" im Obstkuchen sollte nicht dazu verleiten, zu glauben, dass man dem Körper durch den Verzehr von Obstkuchen etwas Gutes tut. Obstkuchen ist keine Alternative zum Obst, sondern eine Süßigkeit.

2) Bier

Bier besitzt einen sehr hohen Glykämischen Index (siehe dazu Kapitel 2 „Grundlagen der Ernährung - Die Basics", Abschnitt „Der Glykämische Index"). Verzichten Sie möglichst auf Bier! Alkoholfreies Bier ist etwas weniger kritisch als alkoholhaltiges Bier einzustufen. Aber auch alkoholfreies Bier sollte, wenn überhaupt, nur in Maßen und nur gelegentlich (gilt für Schritt 1 des Programms) getrunken werden.

3) Brot & Brötchen

Brote oder Brötchen mit einem hohen Glykämischen Index sollten Sie meiden. Dazu zählen Toastbrot, helle Sandwichbrote ohne Körner, Weißbrot, Brezeln, Baguette und Croissants. Besser sind Vollkorn-brote oder Vollkornbrötchen.

Generell sollten Sie in Programmschritt 1 nur wenig Brot konsumieren. In Summe sollten Sie nicht über die Menge von zwei Scheiben Brot am Tag kommen (falls Sie ein Gewicht über 90 kg haben, können Sie die Menge auf drei Scheiben erhöhen). Ein Sandwich oder Brötchen zählt je nach Größe für ein oder zwei Scheiben Brot.

Falls Sie morgens nicht auf ein Croissant oder eine (kleine) Brezel verzichten wollen (trotz hohem Glykämischen Index), zählen Sie diese auch wie eine Scheibe Brot.

Je weniger Sie an Brot essen, umso besser kurbeln Sie die Fettverbrennung im Körper an. Die Empfehlung ist es, in Schritt 1 möglichst ganz darauf zu verzichten, aber nur sofern Sie sich dabei wohl fühlen. Denken Sie daran - wenn Sie zwischendurch Hunger haben, können Sie diesen jederzeit mit Obst stillen.

4) Diät-Produkte

Bei Diätprodukten[1] lassen sich zwei Kategorien unterscheiden:

- Produkte mit reduziertem Fettanteil
- Produkte mit reduziertem Zuckeranteil

Produkte der ersten Kategorie können Sie zwar verwenden, aber das müssen Sie nicht[1]. Es spricht nichts dagegen, Milch oder Milchprodukte (Käse, Joghurt oder Quark) sowie Wurstwaren in der nicht fettreduzierten Variante zu verspeisen. Entscheiden Sie einfach danach, was Ihnen besser schmeckt.

Die zweite Kategorie – Produkte, bei denen Zucker durch Zucker-ersatzstoffe oder Süßstoffe ersetzt wurden – sollten Sie dagegen generell meiden[1]. Lesen Sie dazu bitte „Wann Zucker zum Problem wird" (Kapitel 4), insbesondere die Tipps zu Zuckerersatzstoffen, Süßstoffen, Honig und Ahornsirup.

[1] Diese Empfehlungen gelten nicht für Diabetiker oder falls Lebensmittelunver-träglichkeiten vorliegen

5) Dressing

Statt ein fertiges Salatdressing zu verwenden, ist auf jeden Fall die separate Zugabe von Essig und Öl zu empfehlen. Welche Essigvariante (z.B. Balsamico) und welche Öle (ob z.B. Sonnen-blumenkernöl, Olivenöl, Traubenkernöl oder Walnussöl) Sie bevorzugen, spielt dabei keine Rolle.

Fertig gemischte Essig-Öl-Dressings enthalten zum Teil Zucker und Salz – sie stellen daher nur die zweite Wahl dar.

Von allen anderen Dressings, insbesondere von industriell gefertigten Produkten (wie z.B. Thousand Island oder Joghurt-dressing) ist dringend abzuraten! Sie enthalten in der Regel hohe Mengen an gesättigten Fettsäuren, die für die Ernährung nicht erforderlich sind, und zum Teil süße Sahne oder Zucker.

6) Fruchtsäfte

Fruchtsäfte sind in den späteren Programmschritten 3 und 4 wenig problematisch bzw. sogar in Maßen sinnvoll, um die Zufuhr von Kohlenhydraten zu erhöhen, damit Sie nicht zu schnell abnehmen. In Schritt 1 gilt es dagegen, auf Fruchtsäfte möglichst zu verzichten. Sie führen dem Körper sonst eine größere Menge an einfachen Kohlenhydraten zu und bremsen den Abbau von Körperfett.

Besser ist es, Früchte in fester Form zu essen, um dem Körper Ballaststoffe zuzuführen und den Flüssigkeitsbedarf über Mineralwasser oder Leitungswasser abzudecken.

Auch wenn es auf den ersten Blick gleichwertig aussieht: Statt Früchte zu essen und Mineralwasser zu trinken kann man doch einfach einen Fruchtsaft trinken, oder? Die Antwort darauf ist ganz klar: Nein, das ist absolut nicht dasselbe!

Zur Herstellung von einem Liter Apfelsaft werden 1,7 bis 2,5 kg Äpfel verwendet, das entspricht etwa 6 bis 15 Äpfeln, je nach Größe. Ein Liter Fruchtsaft ist schnell nebenbei getrunken, zehn Äpfel werden Sie dagegen unter Garantie nicht so einfach verzehren.

Und gleich mehrere Faktoren sprechen gegen einen Ersatz von Obst durch Fruchtsaft:

- Sie führen dem Körper durch Fruchtsaft lediglich eine große Menge Fruchtzucker ohne die wertvollen Ballaststoffe aus dem Obst zu.
- Nur ein Teil der Vitamine und Antioxidantien im Obst überdauert den Verarbeitungsprozess (Pressen, Eindicken), den Transportweg (als Fruchtsaftkonzentrat) und die Lagerung (Haltbarkeit über 1/2 Jahr) unbeschadet.
- Der Kaloriengehalt von Fruchtsaft ist ähnlich hoch wie der eines Softdrinks.
- Ihr Verdauungsapparat kann durch den Fruchtzucker gestört werden, da im Dünndarm Fruchtzucker nur langsam aufgenommen wird und dadurch zu viel Zucker in den Dickdarm gelangt. Dies kann Durchfall verursachen.

7) Ketchup, Mayonnaise & Saucen

Saucen, die hohe Anteile an Zucker (z.B. Ketchup), oder als Hauptbestandteil Fett (z.B. Mayonnaise), oder größere Mengen Salz, oder einen Geschmacksverstärker wie Glutamat enthalten (z.B. Sojasauce), sollten Sie meiden.

Details zu den gängigsten Saucen finden Sie weiter unten in diesem Abschnitt. Falls Sie sich nicht sicher sind, ob Sie eine Sauce, die dort nicht aufgeführt ist, meiden sollten, dann prüfen Sie bitte die Liste der „Zutaten", die auf der Packung angegeben ist auf die oben aufgeführten Stoffe. Wie Sie das machen, ist unter „Generelle Tipps – Kritische Inhaltsstoffe identifizieren" nachzulesen.

Salatdressings gehören strenggenommen ebenfalls in diese Kategorie, werden aber in einem separaten Abschnitt („Dressing") beschrieben.

Unproblematisch zum Würzen sind dagegen scharfe Saucen, die

- wenig Zucker enthalten wie mittelscharfer Senf (3% Zucker) oder scharfer Senf (1% Zucker) - vermeiden Sie aber süßen Senf mit einem hohen Anteil an Zucker,
- oder aufgrund der Schärfe nur spärlich dosiert werden wie z.B. Chilisaucen (ca. 6% Zucker).

Aioli: Aus dem Mittelmeerraum stammende Creme, die v.a. Knoblauch, Olivenöl und Salz enthält. Die Sauce ist unproblematisch, sollte aufgrund des Salzgehaltes (etwa 2 %) aber in Maßen verwendet werden.

Ajvar: Ein Mus aus Paprika und z.T. Auberginen, mit Salz und Pfeffer gewürzt. Aufgrund des Salzgehaltes (etwa 2 %) sollte diese Creme nicht übermäßig konsumiert werden.

Barbecue Saucen: Eine typische Barbecue Sauce enthält neben Tomatenmark, Essig und Aromastoffen in der Regel 25-30% Zucker. Für sie gilt das gleiche, was zum Ketchup angemerkt ist. Daher nicht empfehlenswert!

Chilisauce: Sehr scharfe Chilisaucen werden sparsam verwendet. Daher ist der Zuckergehalt von üblicherweise 5-10 % nicht kritisch.

Dönersauce: Diese Saucen enthalten in der Regel Milchprodukte (wie Joghurt) und z.T. Tomaten, Knoblauch, Zwiebeln oder Kräuter -

das sind unkritische Inhaltsstoffe. Die Sauce ist, solange sie nicht gesüßt ist, unproblematisch im Verzehr.

Ketchup: Ketchup enthält neben Tomatenmark und Essig in der Regel 20-25% Zucker und ist daher wie eine Süßigkeit zu behandeln. Durch den hohen Zuckeranteil kann der Verzehr von Ketchup zu nachfolgendem Heißhunger führen. Daher nicht empfehlenswert!

Mayonnaise: Mayonnaise enthält in der Regel ein pflanzliches Öl wie Sonnenblumenöl als Hauptbestandteil (80%), daneben Essig, Eigelb, Zucker und Salz. Der Zuckeranteil ist zwar gering (1%), so dass der Verzehr von Mayonnaise bei weitem nicht so kritisch wie der Verzehr von Ketchup ist. Dennoch ist Mayonnaise nicht empfehlenswert, weil sie einen Fettanteil von 80% aufweist und man sich generell nicht an die Verwendung von „schweren Saucen" zu Mahlzeiten gewöhnen sollte. Der Übergang zu ähnlichen Saucen mit höherem Zuckeranteil, mit Geschmacksverstärkern oder größeren Mengen an Salz ist nämlich fließend.

Senf: Wenig Zucker enthält mittelscharfer Senf (3% Zucker) oder scharfer Senf (1% Zucker). Aufgrund des hohen Salzgehaltes (ca. 3%) sollte aber auch mittelscharfer oder scharfer Senf nicht übermäßig verzehrt werden. Verzichten Sie aber auf jeden Fall ganz auf süßen Senf mit einem hohen Anteil an Zucker (ca. 20%).

Sojasauce: Asiatische Würzsauce, die aus Wasser, Sojabohnen, Salz und Getreide hergestellt wird. Wegen des enthaltenen Glutamats (aus Reis- und Weizenproteinen) gilt Sojasauce als natürlicher Geschmacksverstärker. Sojasauce ist wegen des enthaltenen Salzes und des Glutamats eine Zutat, die Sie sparsam verwenden oder ganz vermeiden sollten.

Tzatziki: Vorspeise der griechischen Küche aus Joghurt, Gurken, Olivenöl und Knoblauch. Solange Tzatziki frisch hergestellt und nicht übermäßig gesalzen ist, ist diese Sauce unbedenklich.

Worcestershiresauce: Klassische englische Würzsauce, die Essig, Melasse (Zuckersirup), Zucker, Salz, Zwiebeln, Knoblauch und ggf. Sojasauce und andere Gewürze enthalten kann. Wegen des Gehalts an Zucker und Salz sollte auch diese Sauce nur äußerst sparsam eingesetzt oder am besten gänzlich gemieden werden.

Würzsaucen: Würzsaucen enthalten i.d.R. Salz, Zucker und Glutamat. Diese Inhaltsstoffe gilt es aus den bereits aufgeführten Gründen zu meiden. Verwenden Sie daher Würzsaucen im Rahmen dieses Programms sparsam.

8) Salz

Mit Salz sollten Sie als Zusatz zum Essen sparsam umgehen oder ggf. ganz darauf verzichten. In der Regel führen Sie dem Körper über Getreideprodukte, Fleisch- und Wurstwaren sowie Milchprodukte bereits genügend Salz zu (Angaben der Verbraucherzentrale NRW):

- 100 g Brot enthalten durchschnittlich 1,3 g Salz
- 100 g Wurst enthalten 2 - 6 g Salz (besonders viel: Schinken, Salami)
- 100 g Käse enthalten 1 - 3 g Salz (besonders viel: Gorgonzola)

Die Weltgesundheitsorganisation empfiehlt eine Salzzufuhr von etwa 5 g für eine durchschnittliche erwachsene Person am Tag. Eine Scheibe Brot (30 g), zwei Scheiben Wurst (40 g) und eine Portion Käse (50 g) enthalten etwa 2,5 g Salz und damit bereits die Hälfte der empfohlenen Tagesration.

Wenn Sie sich sehr kohlenhydratarm ernähren oder viel Sport treiben, dann kann es ratsam sein, die Salzzufuhr über die Dosis von 5 g hinaus zu erhöhen. Eine generelle Empfehlung gibt es aber nicht, da viele Faktoren eine Rolle spielen, unter anderem die Physiologie des Sportlers. Ein stark schwitzender Läufer kann auf einer 5 km Strecke durchaus 2 g Salz verlieren, während es bei einem nur leicht schwitzenden Läufer 0,2 g Salz sein können.

9) Snacks

Snacks, die stark gesalzen sind oder Glutamat als Geschmacks-verstärker enthalten, sollten Sie meiden. Sie führen dem Körper durch diese Snacks zu viel Salz zu (siehe vorhergehender Abschnitt „Salz") oder regen über das Glutamat den Appetit an. Zu diesen Snacks gehören u.a. Chips, Erdnussflips, Salzbrezeln, Salzstangen und gesalzene Nüsse.

Falls Sie sich nicht sicher sind, ob ein bestimmtes Produkt in diese Kategorie fällt, dann lesen Sie auf dem Etikett nach (siehe „Generelle Tipps – Kritische Inhaltsstoffe prüfen").

Ungesalzene Nüsse gehören nicht in diese Kategorie, sie sind ein wertvoller Nährstofflieferant. Dazu zählen z.b. Walnüsse, Erdnüsse (strenggenommen keine Nuss, sondern eine Hülsenfrucht), Haselnüsse und Macadamianüsse. Die Nüsse sollten aber ungesalzen (oder noch in der Schale) und auch nicht kandiert oder überzogen sein. Konsumieren Sie Nüsse aber nicht übermäßig – eine Handvoll am Tag genügt bereits.

10) Softdrinks & Energydrinks

Verzichten Sie komplett auf Softdrinks wie Cola, Limonaden, Eistee (gesüßt) oder Energydrinks. Diese Getränke enthalten in der Regel 5 - 15% Zucker als Zusatzstoffe und lösen daher wie Süßigkeiten Heißhungerattacken aus.

Falls Sie sich nicht sicher sind, ob ein bestimmtes Getränk in diese Kategorie fällt, dann lesen Sie auf dem Etikett nach – wenn Sie in der Liste der „Zutaten" das Wort „Zucker" oder „Saccharose" entdecken, dann meiden Sie besser das Produkt (siehe „Generelle Tipps – Kritische Inhaltsstoffe prüfen").

11) Spirituosen

Darauf sollten Sie ganz verzichten. Gerade in Programmschritt 1, wenn Sie dem Körper eine reduzierte Menge an Kohlenhydraten zuführen, vertragen Sie nicht viel Alkohol. Sie bringen die Verdauung außerdem durch größere Alkoholmengen schnell durcheinander.

12) Süßigkeiten

Süßigkeiten enthalten einen hohen Anteil an Zucker (10-70%) und sind einer der wesentlichen Auslöser von Heißhungerattacken. Daher sollten Sie generell auf Süßigkeiten verzichten. Zu den Süßigkeiten zählen:

- Zuckerwaren (Bonbons, Zuckerwatte, Halva, Lokum oder Türkischer Honig),
- Kakaoerzeugnisse (Schokolade, Pralinen, Schokoriegel),
- Müsliriegel mit zugesetztem Zucker,
- Früchte, die mit Zucker konserviert wurden (Marmelade, Gelee, kandierte Früchte),
- Fruchtgummi (z.B. Gummibärchen),
- Lakritze,

- Dauerbackwaren (Kekse, Spekulatius, Lebkuchen, Backoblaten, Zwieback, Russisch Brot, Baiser, Biskuit, Makronen, Waffeln, Nussecken, Florentiner),
- Nuss-Spezialitäten (Nougat, Marzipan), und
- Speiseeis (Milchspeiseeis, Wassereis).

13) Wein

Falls Sie gerne Wein (Rotwein, Weißwein oder Rose) trinken, sollten Sie die Menge im Blick haben. Gleiches gilt bei der Verwendung von Wein als Zutat zum Kochen. Wein enthält Alkohol und andere einfache Kohlenhydrate, die aus Sicht der Ernährung nicht erforderlich sind.

Die Empfehlung ist, wann immer es geht, darauf zu verzichten, z.B. wenn keine gesellschaftlichen Verpflichtungen bestehen (wie etwa bei einem Abendessen mit Geschäftspartnern in einem gehobenen Restaurant).

Trinken Sie pro Tag nicht mehr als 0,2 Liter Wein. Je weniger, umso besser.

14) Zucker

Die Problematik bei der Verwendung von Zucker in Lebensmitteln wurde im Abschnitt „Wann Zucker zum Problem wird" (Kapitel 4) bereits detailliert beschrieben. An dieser Stelle sollen nur ein paar wesentliche Punkte wiederholt werden:

- Lebensmittel, die Zucker als Inhaltsstoff besitzen, werden aus dem Speiseplan gestrichen oder in der Menge deutlich reduziert
- Auf das Nachsüßen von Speisen mit Zucker wird ganz oder überwiegend verzichtet
- Zuckerersatzstoffe und Süßstoffe werden nicht verwendet
- Zucker wird auch nicht durch die Naturprodukte Honig oder Ahornsirup ersetzt

Bitte beachten Sie auch, dass „Saccharose" und „Zucker" dasselbe bedeuten. Manche Produkte, z.B. namhafte Energydrinks, führen bewusst Saccharose als Inhaltsstoff auf und vermeiden die explizite Angabe von Zucker. Lassen Sie sich dadurch nicht in die Irre führen!

Was ist mit anderen, in natürlichen Lebensmitteln enthaltenen Zuckern?

In natürlichen Lebensmitteln enthaltene Einfachzucker, wie Fruchtzucker (Fructose) in Obst oder Milchzucker (Lactose) in Milch, werden in der Leber verstoffwechselt. Ein übermäßiger Konsum dieser Zucker ist auch nicht sinnvoll. In natürlichen oder naturnahen Nahrungsmitteln sind allerdings moderate Mengen enthalten, so dass der Konsum von normalen Mengen dieser Lebensmittel völlig unproblematisch ist[1]. Problematisch kann es dagegen in Produkten werden, in denen stark angereicherte Mengen davon enthalten sind. Siehe dazu als Beispiel „Fruchtsäfte" (auch in diesem Kapitel „Generelle Tipps").

Generell gilt daher – wenn Sie sich an natürliche Lebensmittel halten, dann sind die darin enthaltenen Einfachzucker kein Problem[1]. Ausnahmen sind die wenigen Naturprodukte wie Honig oder Ahornsirup, die überwiegend aus Einfachzuckern bestehen – diese Produkte sollten Sie meiden.

Enthalten viele weiterverarbeitete Lebensmittel zugesetzten Zucker?

Ja, dies ist leider der Fall. Schätzungen gehen davon aus, dass ca. 70-75% aller weiterverarbeiteten Lebensmittel, die im Supermarkt angeboten werden, Zucker oder andere Zuckerquellen (wie Sirups oder Honig) als Zusatz enthalten. Sehr oft überschreitet dieser Zuckerzusatz akzeptable Grenzen (1 - 2%) deutlich. Daher empfiehlt es sich, diese Produkte stets kritisch zu prüfen.

---

[1] Dies gilt natürlich nur, sofern Sie keine Unverträglichkeit dagegen haben, wie z.B. eine Lactose- oder eine Fructose-Intoleranz. Im Falle einer Unverträglichkeit sollten Sie diese Produkte auch nicht in kleinen Mengen zu sich führen.

Fallbeispiel „Im Supermarkt"

Für dieses Fallbeispiel sind die Produkte in Kategorien eingeteilt, wie sie typischerweise auch im Supermarkt verwendet werden. Sie sind in der Reihenfolge aufgeführt, in der sie im Supermarkt üblicherweise zu finden sind, d.h. zuerst Obst, Gemüse und Salate, danach Brot, Backwaren, Fleisch, Wurst, Käse und Milchprodukte, während z.B. Süßigkeiten und Getränke zum Schluss folgen.

Um Ihnen die Suche zu erleichtern, sind hier die Kategorien in der verwendeten Reihenfolge als Übersicht dargestellt.

1. Obst / Gemüse / Kräuter / Salate
2. Trockenfrüchte / Kerne / Nüsse / Mischungen
3. Brot & Backwaren
4. Fleisch / Wurst / Fisch
5. Eier / Milch & Käse & Milchprodukte
6. Brotaufstrich & Honig
7. Kaffee & Cappuccino / Kakao / Tee
8. Cerealien & Müsli / Fitnessartikel (Powerbars, Müsliriegel)
9. Teigwaren (Nudeln) / Pesto
10. Fertiggerichte / Suppen / Konserven / Tiefkühlprodukte
11. Grundzutaten
12. Essig / Öl / Gewürze
13. Ketchup / Senf / Saucen
14. Reis & Hülsenfrüchte
15. Internationale Spezialitäten
16. Süßigkeiten / Snacks / Backwaren / Desserts
17. Getränke

Generell gilt, dass natürliche Lebensmittel unbedenklich sind - also z.B. Obst, Gemüse, Fleisch, Fisch, Nüsse, Eier oder Milch - sofern sich die konsumierten Mengen an der Ernährungspyramide orientieren. Dies gilt aber nicht automatisch für alle weiter-verarbeiteten Produkte der gleichen Kategorie (z.B. Fruchtsäfte statt Obst, Wurstwaren statt Fleisch, Fischkonserven statt Fisch, gesalzene Nüsse statt naturbelassene Nüsse, Milchprodukte statt Milch).

Prüfen Sie im Zweifelsfall immer die auf der Verpackung ange-gebenen Inhaltsstoffe / Zutaten sowie die Nährwertangaben. Falls

Sie die Inhaltsstoffe von industriell gefertigten Lebensmitteln online prüfen wollen, können Sie auf entsprechende Verbraucherportale zugreifen. Auf den Websites der Hersteller finden Sie in der Regel ebenfalls die gewünschten Informationen zu Zutaten und Nährwerten der vertriebenen Produkte.

1. Obst / Gemüse / Kräuter / Salate

Alle Produkte, die frisch und nicht weiterverarbeitet sind, können Sie unbedenklich einkaufen, verzehren oder zum Kochen verwenden (sofern Sie keine Unverträglichkeiten gegen bestimmte Lebensmittel - wie z.B. aufgrund einer Fructose-Intoleranz - aufweisen).

Bei weiterverarbeiteten Produkten prüfen Sie sorgfältig, ob etwas gegen den Konsum spricht. Falls vorgeschnittenes Gemüse oder Salate z.B. mit einem Dip oder einer Sauce angeboten werden, sollten Sie die Inhaltsstoffe kritisch prüfen. Beachten Sie dabei die Empfehlung zu „Dressing" und „Ketchup, Mayonnaise & Saucen" (unter „Generelle Tipps").

Fruchtsäfte und Smoothies sollten gemieden bzw. nur in geringen Mengen (maximal ein Glas pro Tag) getrunken werden. Beachten Sie dazu die Hinweise zu „Fruchtsäfte" unter „Generelle Tipps".

2. Trockenfrüchte / Kerne / Nüsse / Mischungen

Auch hier gilt, dass die natürlichen Produkte unbedenklich sind, d.h. Nüsse, Samen und Kerne, die unbehandelt sind oder ggf. nur geröstet, aber nicht gesalzen, gewürzt oder überzogen wurden (sofern Sie keine Unverträglichkeiten, wie z.B. eine Nussallergie, aufweisen).

Trockenfrüchte sind zum Teil künstlich gesüßt oder besitzen bereits eine hohe natürliche Süße. So enthalten getrocknete Datteln einen Fruchtzuckeranteil von 60 bis 70%. Sie sollten daher Trockenfrüchte meiden oder nur in sehr geringen Mengen verzehren.

Vermeiden Sie daher auch Mischungen von Nüssen mit getrockneten Früchten – greifen Sie stattdessen zu den reinen Nüssen oder zu Nussmischungen, die ungesalzen sind und keinen Fruchtanteil enthalten.

Übertreiben Sie es aber auch nicht beim Verzehr von Nüssen. Als Faustregel gilt, dass eine Handvoll pro Tag genug ist.

3. Brot & Backwaren

Von Brot und anderen Backwaren sollten Sie wenig verzehren und dabei möglichst auf Vollkorn-Varianten zurückgreifen. Lesen Sie dazu „Brot & Brötchen" unter „Generelle Tipps".

4. Fleisch / Wurst / Fisch

Frisches Fleisch, Wurstwaren (Ausnahme: Wurstsalate, siehe unten) und frischer Fisch im Fachgeschäft oder von der Verkaufstheke im Supermarkt können Sie im Prinzip ohne Bedenken verzehren, sofern Sie keine Unverträglichkeiten gegen bestimmte Produkte aufweisen. Beachten Sie aber die Empfehlungen zur „Ernährungspyramide" in Kapitel 2 - ein zu häufiger Verzehr insbesondere von Fleisch und Wurstwaren ist zu vermeiden!

Verpackte, tiefgekühlte Produkte oder Konserven, die außer zur Verbesserung der Haltbarkeit und der Verpackung keine weiteren Verarbeitungsschritte aufweisen, sind ebenso unproblematisch, auch wenn sie qualitativ nicht so hochwertig sind wie die frischen Produkte. Dazu zählen z.B.

- abgepacktes Fleisch (z.B. Steaks ohne Marinade, Kassler in Scheiben, Bauchspeck),
- abgepackte Wurst (z.B. Salami am Stück oder in Scheiben, Landjäger, Streichwurst),
- tiefgekühltes Fleisch (z.B. Putenfleisch, Rindfleisch, Hähnchen),
- tiefgekühlter Fisch (z.B. Kabeljau ohne Marinade, Fischfilet ohne Panade),
- Fischkonserven (z.B. Thunfisch im eigenen Saft oder in Öl, ohne Beilagen).

Achten Sie im Zweifelsfall einfach darauf, welche Inhaltsstoffe angegeben sind.

Bei Produkten mit Beilagen, Marinaden oder Saucen (z.B. eingelegtes Fleisch oder Würstchen zur Grillsaison) sollten Sie aufpassen, ebenso bei verarbeiteten Produkten wie Fleischsalaten, Wurstsalaten, Fischsalaten, Fischgerichten in Dosen oder Fischstäbchen, sowie Fertigmahlzeiten mit Fleisch, Wurst oder Fisch. Hier sollten Sie die Zutaten und Nährwertangaben kritisch prüfen. Produkte mit einem hohen Salzgehalt, mit zugesetztem

Zucker oder Geschmacksverstärkern (wie z.B. Glutamat) gilt es zu vermeiden.

Verwenden Sie als Faustregeln (für verarbeitete Fleisch- und Wurstwaren sowie für Fischprodukte und entsprechende Konserven):

Zuckergehalt (pro 100 g Lebensmittel): kleiner 1 g ist ideal, über 3 g sollten Sie meiden

Salzgehalt (pro 100 g Lebensmittel): kleiner 2 g ist ideal, über 3 g spärlich verzehren

Hier sehen Sie ein paar Beispiele der Produktanalyse:

- (Fischgericht in Dose) „Heringsfilet in einer Sahne-Meerrettich-Creme": Inhaltsstoffe sind u.a. Heringsfilet (60%), Wasser, Rapsöl, Sahne (3%), Zucker, Essig, Salz. Das Produkt enthält 2,5 % Zucker und 1,3 % Salz. Der Zuckerzusatz hält sich gerade noch in Grenzen. Dieses Produkt kann daher gelegentlich verzehrt werden.
- (Fleischzubereitung) „Chicken Nuggets": Inhaltsstoffe sind u.a. Hähnchenfleisch (56%), Panade, Pflanzenöl und Salz. Das Produkt enthält 0,6 % Zucker und 2,0 % Salz. Der Zuckeranteil ist niedrig. Aufgrund des Salzgehaltes sollte das Produkt nicht übermäßig verzehrt werden. Auch die eventuell enthaltenen Transfettsäuren in der Panade solcher Produkte sprechen gegen einen übermäßigen Konsum.
- (Wurstsalat) „Budapester Salat mit Fleischbrät & Paprika": Inhaltsstoffe sind u.a. Rapsöl, Fischbrät, Gurken, Paprika, Äpfel und Zucker. Das Produkt enthält 5,5 % Zucker und 1,5 % Salz. Der Zuckeranteil ist nicht mehr zu vernachlässigen.
- (Fischsalat) „Heringssalat rot": Inhaltsstoffe sind u.a. Hering (40%), Rapsöl, Rote Beete und Zucker. Das Produkt enthält 10,3% Zucker und 1,75% Salz. Der Zuckeranteil ist sehr hoch.

Verarbeitete Produkte sollten grundsätzlich einzeln geprüft werden. Es gibt keine generellen Regeln. Aus den Beispielen folgt z.B. nicht, dass alle Fischgerichte in Dosen weniger bedenklich als z.B. Wurstsalate oder Fischsalate wären.

5. Eier / Milch & Käse & Milchprodukte

Eier sind als Naturprodukt prinzipiell unbedenklich, sollten aber aufgrund des hohen Cholesteringehalts nicht zu oft verzehrt werden (ca. 350 mg Cholesterin pro 100 g Ei). Die Ernährungspyramide empfiehlt, maximal 3 Eier pro Woche zu essen.

Milch, Käse und Milchprodukte sollten Sie nur verzehren, wenn keine Unverträglichkeit gegen Milchzucker vorliegt (Lactose-Intoleranz). Ansonsten sollten Sie der Empfehlung Ihres Arztes folgen und ggf. ganz auf diese Produkte verzichten oder geeignete Ersatzprodukte wie z.B. Sojamilch verwenden. Die nachfolgenden Anmerkungen sind entsprechend nur für Personen gedacht, die kein Problem mit der Verdauung von Milchzucker haben.

Bei Käse in fester Form oder als Streichkäse gibt es hinsichtlich des Fettgehaltes keine Einschränkung. Es ist mehr eine Frage der persönlichen Vorlieben, ob man auf ein fettarmes Diätprodukt oder eine fettreiche Variante zurückgreift.

Manche Käsesorten enthalten viel Salz, z.B. kann Gorgonzola 4% Salz oder mehr enthalten. Dies sollte man berücksichtigen. Durch den Verzehr von 125 g Gorgonzola mit 4% Salz würde man z.B. den täglichen Salzbedarf eines durchschnittlichen Menschen bereits komplett abdecken (siehe „Generelle Tipps" - Salz).

Auch beim Fettgehalt von Milch oder Milchprodukten wie Naturjoghurt oder Quark sind die persönlichen Vorlieben ausschlaggebend. Empfehlungen gibt es hier nicht.

Vorsicht ist bei Milchprodukten in drei Fällen angesagt:

1. Milchprodukte mit gesüßten Zusätzen oder direktem Zusatz von **Zucker**, wie z.B. *Fruchtjoghurt*, *Quarkspeisen*, *Milchreis*, *Süße Buttermilch* oder *Milchmischgetränke*. Diese können größere Mengen an Zucker enthalten. Hier gilt: verzichten Sie komplett auf diese Produkte (Zur Identifizierung siehe Anmerkungen im nächsten Absatz).
2. Angereicherte Produkte, die einen hohen Anteil an **Milchzucker** enthalten: *Kondensmilch* (ca. 10% Milchzucker) und *Milchpulver* (ca. 50% Milchzucker). Hier gilt: verzichten Sie komplett auf diese Produkte (Details siehe weiter unten).

3. Angereicherte Produkte, die viel **Cholesterin** enthalten: *Butter* und *Butterschmalz*. Hier gilt: nicht übermäßig konsumieren (Details siehe weiter unten).

Produkte der 1. Kategorie, die zu viel Zucker enthalten, können Sie auf zwei Arten identifizieren:

a) Unter Inhaltsstoffe / Zutaten ist das Wort „Zucker" aufgeführt. Beachten Sie allerdings, dass sich der Zucker auch hinter anderen Begriffen verbergen kann (z.B. Saccharose, Sirup) oder in einer anderen Zutat steckt (z.B. einem Fruchtzusatz).

b) Prüfen Sie die Angaben unter „Durchschnittliche Nährwerte pro 100 g" in der Spalte „davon Zucker". Normalerweise enthalten Milchprodukte einen Anteil von maximal 5 g an Milchzucker, der dort auftaucht. Liegt der Wert in dieser Spalte also über 5 g, dann sollten Sie das Produkt meiden. Beispiele für Zuckergehalte ungesüßter Produkte (pro 100 g): Naturjoghurt 4 g, Buttermilch 4 g, Creme Double 3 g, Dickmilch 4,5 g.

Hier sehen Sie zwei Beispiele der Produktanalyse:

- (Fruchtjoghurt) „Erdbeer Joghurt" enthält unter Zutaten „Zucker" und „Glukose-Fructose-Sirup". Der Anteil an Zucker beträgt 13,5% („Nährwerte - davon Zucker": 13,5 g). Die Differenz zu den etwa 4% Milchzucker, welches ein Naturjoghurt enthält, beträgt also fast 10%! Das Produkt ist daher ähnlich wie eine Süßigkeit zu betrachten.
- (Milchreis) „Milchreis Erdbeere" enthält 12% Zucker („Nährwerte - davon Zucker: 12,0 g). Auf der Website des Herstellers findet sich die Aufschlüsselung: 3,1% ist Milchzucker, 0,5 % Traubenzucker und 8,2% Kristallzucker (= Haushaltszucker, Saccharose). Das Produkt ist daher ähnlich wie eine Süßigkeit zu betrachten.

Anbei sind weitere Anmerkungen zu ausgewählten Milchprodukten aufgeführt:

Butter: enthält ca. 82% Fett und besitzt einen hohen Cholesterin-gehalt (ca. 200 mg Cholesterin pro 100 g Butter). Butter sollte daher nicht übermäßig verzehrt werden. Besser ist es, weitgehend auf Butter zu verzichten. Beim Anbraten in der Küche können Sie Butter - je nach Vorliebe ganz oder zum Teil - durch pflanzliche Öle, wie

Olivenöl, ersetzen. Die Verwendung von Butter als Brotaufstrich ist weniger empfehlenswert.

Buttermilch (sauer): enthält Eiweiß und wenig Fett (ca. 0,5%), ist daher unproblematisch. Buttermilch können Sie als Getränk verwenden, falls Sie diese gerne trinken. Achten Sie aber darauf, dass die Buttermilch nicht gesüßt ist.

Butterschmalz: enthält ca. 99,5% Fett und besitzt einen hohen Choleringehalt (ca. 280 mg Cholesterin pro 100 g Schmalz). Ähnlich wie Butter sollte daher das Schmalz nur in Maßen verzehrt werden.

Creme double: enthält 40-55 % Fett (unproblematisch).

Creme fraiche: dies ist ein Milchprodukt mit einem Mindestfettgehalt von 30%. Achtung: ein Zuckerzusatz (Saccharose) bis zu 15% ist erlaubt. Achten Sie daher auf die angegebenen Nährstoffe. Beispiel: Die Creme fraiche eines Markenherstellers enthält laut Angabe auf der Verpackung 2,8 g Zucker pro 100 g Produkt – dies ist unproblematisch, da Milchprodukte immer einen bestimmten Anteil an Milchzucker (bis 5%) enthalten.

Dickmilch: dies ist ein Milchprodukt mit einem Fettgehalt von ca. 3,5% (unproblematisch).

Kaffeesahne: Milchprodukt mit 10-15% Fett (unproblematisch). Verwenden Sie aber keine Produkte auf Basis von Kaffeesahne, denen Zucker zugesetzt wurde. Normale Kaffeesahne, ohne Zuckerzusatz enthält ca. 4% Zucker (= Milchzucker).

Kefir: Getränk, welches aus Kuh-, Ziegen- oder Schafsmilch durch Fermentation hergestellt wird. Beachten Sie, dass Kefir durch die Fermentation Alkohol enthalten kann (0,2% - 2%). Eventuelle Unverträglichkeiten müssen beachtet werden, ansonsten ist das Produkt unproblematisch.

Kondensmilch: wird aus Milch unter teilweisem Wasserentzug hergestellt. Durch die Anreicherung enthält Kondensmilch einen hohen Anteil an Milchzucker (9-13 %). Verzichten Sie daher auf Kondensmilch.

Milchpulver: Milchtrockenmasse, die aus Milch unter Entzug des Wassers hergestellt wird. Sie enthält einen hohen Anteil an Milchzucker (50%). Verzichten Sie daher auf Milchpulver, sofern Sie diese nicht z.B. zur Herstellung von Babynahrung benötigen. Nehmen Sie Milchpulver nicht als Ersatz für Haushaltszucker.

Molke: Restflüssigkeit bei der Käseherstellung, die nahezu fettfrei ist (unproblematisch).

Sahne / Schlagsahne: Milchprodukt mit einem Fettanteil von ca. 30%. Sahne ist unproblematisch, solange sie nicht durch Zusatz von Zucker gesüßt ist. Also keine süße Sahne verwenden!

Schmand: Sauerrahm mit einem Fettanteil von ca. 25% (unproblematisch).

6. Brotaufstrich & Honig

Brotaufstriche wie Marmeladen, Gelees und Konfitüren sowie Honig sollten Sie ohne Ausnahme meiden. Details dazu sind unter „Süßigkeiten" und „Zucker" in „Generelle Tipps" aufgeführt.

Margarine, die gehärtete Fette enthält, sollten Sie vermeiden, da ungesunde Transfettsäuren enthalten sind. Achten Sie auf die Aufschrift „enthält gehärtete Fette" oder „pflanzliches Fett, zum Teil gehärtet" oder Ähnliches. Daran erkennen Sie, dass das Produkt Transfettsäuren enthält.

Brotaufstriche, die auf Frischkäse oder Streichwurst beruhen, sind hiermit natürlich nicht gemeint. Sie sind in den entsprechenden Abschnitten (Milchprodukte bzw. Wurst) aufgeführt.

7. Kaffee & Cappuccino / Kakao / Tee

Die Kaffee-, Kakao- und Tee-Anteile der Produkte sind grundsätzlich kein Problem (sofern keine gesundheitlichen Bedenken wie z.B. Herzprobleme oder Bluthochdruck gegen den Konsum sprechen oder Unverträglichkeiten vorliegen). Hier ist das Augenmerk auf den Zuckeranteil der Produkte zu richten.

Kaffeebohnen oder gemahlener Kaffee, Teebeutel mit schwarzem Tee, grünem Tee oder mit aromatisierten Früchtetees sind kein Problem, da sie keinen Zuckerzusatz aufweisen oder wie im Falle von Teebeuteln mit Früchtetee in geringen Mengen konsumiert werden.

Fertigmischungen, die Sie in heißem Wasser auflösen, wie Cappuccino-Pulver und Teepulver enthalten Zucker und sollten nicht verwendet werden. Gleiches gilt für konsumfertige Drinks auf Basis von Kaffee oder Tee (wie z.B. trinkfertige Kaffeeprodukte in der Dose oder Eistee). Sie sind in der Regel gesüßt und sollten daher gemieden werden. Im Zweifelsfall sehen Sie auf der Packung nach, welche Inhaltsstoffe aufgeführt sind.

Achten Sie auch zuhause darauf, dass Sie Kaffee und Tee nicht übermäßig süßen. Wenn Sie ganz auf den Zusatz von Zucker verzichten, ist es am besten. Verwenden Sie aber stattdessen keine Zuckerersatzstoffe oder Süßstoffe, auch keinen Honig oder Sirup (siehe dazu die Hinweise unter „Wann Zucker zum Problem wird" - Kapitel 4).

Ein gestrichener Teelöffel Zucker sind etwa 5 g Zucker. Sollten Sie also 3 Tassen Kaffee am Tag trinken und bisher jeweils zwei Teelöffel Zucker in eine Tasse zugeben, dann konsumieren Sie mit dem Kaffee in Summe (3 x 2 x 5 g =) 30 g Zucker pro Tag. Das entspricht der Menge Zucker in einem großen Glas eines Softdrinks. In diesem Fall hilft eine Reduzierung der zugesetzten Zuckermenge auf maximal 5-10 g in Summe oder besser der komplette Verzicht. Denken Sie bitte daran: das Verlangen nach Zucker wird erst durch den Zuckerkonsum selbst ausgelöst („Wie Heißhunger entsteht" - Kapitel 2).

8. Cerealien & Müsli / Fitnessartikel (Powerbars, Müsliriegel)

Bei diesen Produkten muss man sehr sorgfältig auswählen. Über 95% der in diesem Bereich stehenden Produkte enthalten zugesetzten Zucker, meist in großen Mengen. Bevor Sie ein Produkt kaufen, sollten Sie also unbedingt den Zuckergehalt auf der Packung prüfen.

Wenn Sie gerne Müsli verzehren, dann sollten Sie sich an Basis-Müsli orientieren, welches überwiegend Getreideflocken aufweist.

Bitte beachten Sie, dass mit „Getreideflocken" nicht „Cornflakes" gemeint sind. Handelsübliche Cornflakes enthalten als Zutaten ca. 80% Mais, 5-15% Zucker, Salz und Mehl. Sie sind damit als eine Süßigkeit einzustufen.

Basis-Müsli kann neben Getreideflocken auch Saaten wie z.B. Sonnenblumenkerne enthalten. Eine typische Zutaten-Liste sieht dann wie folgt aus: Vollkorn-Haferflocken, Vollkorn-Weizenflocken,

Vollkorn-Gerstenflocken, Vollkorn-Roggenflocken, Vollkorn-Dinkelflocken, Sonnenblumenkerne, Sesam, Buchweizen geröstet (Beispiel: „Bio 5-Korn-Müsli" mit einem Zuckeranteil von 0,9 %).

Der Gesamtanteil an Zucker, welcher in der Tabelle „Durchschnittliche Nährwerte pro 100 g" angegeben ist, bewegt sich bei Basis-Müslis im Bereich von 0,5 g bis 1,5 g. Dabei handelt es sich nicht um zugesetzten Zucker, sondern um Einfachzucker, der sich bei der Verarbeitung des Getreides bildet.

Wählen Sie ein Basis-Müsli aus, welches Ihnen zusagt. Es sollte aber einen maximalen Zuckergehalt von 2% aufweisen. Alle anderen Produkte dieser Kategorie, egal mit welchen Werbebotschaften versehen, können Sie im Supermarkt ignorieren. Es reicht auch nicht, alleine auf die Angabe von „Zucker" als Inhaltsstoff zu achten. Der Zucker versteckt sich oft in anderen Zutaten (getrocknete Früchte oder Sirup).

Hier sehen Sie zwei Beispiele für Produktanalysen:

- Müsli-Mischung mit getrocknetem Obst und Beeren: enthält 14% Zucker. Der Zucker verbirgt sich z.B. in Rosinen und in getrockneten Äpfeln. „Zucker" ist als Inhaltstoff auf der Packung nicht zu finden, da er nicht direkt zugesetzt wurde.
- Müsliriegel mit Beeren: enthält 44,6 % Zucker. Hier ist „Zucker" gleich der erste aufgeführte Inhaltsstoff.

9. Teigwaren (Nudeln) / Pesto

Teigwaren sind kohlenhydratreich und sollten daher nur gelegentlich verspeist werden. Die Vollkornvarianten sind generell zu bevorzugen.

Typische Pesto-Sorten enthalten in der Regel einen Zuckeranteil von 2 - 3% und einen Salzanteil von 3 - 4%, sie sollten daher nicht in übertriebenen Mengen zu den Nudeln verzehrt werden. Prüfen Sie vor dem Kauf den Zucker- und Salzgehalt des von Ihnen ausgewählten Produktes.

10. Fertiggerichte / Suppen / Konserven / Tiefkühlprodukte

Verpackte, tiefgekühlte Produkte oder Konserven von natürlichen Produkten wie z.B. Gemüse (z.B. geschnitten im Beutel und tiefgekühlt), Hülsenfrüchte (z.B. Erbsen in der Dose), Fleisch (z.B. Hähnchen tiefgekühlt) oder Fisch (z.B. Kabeljau tiefgekühlt), sind in der Regel unproblematisch, auch wenn sie qualitativ nicht so hochwertig sind wie die frischen Produkte. Achten Sie im Zweifelsfall einfach darauf, welche Inhaltsstoffe angegeben sind.

Leider enthalten aber auch harmlos wirkende Konserven manchmal einen nicht mehr ganz zu vernachlässigenden Zuckerzusatz im Bereich von 2 - 4%. Ein Produkt „Junge Erbsen mit Möhrchen" in der Dose enthält als Zutat „Zucker" und weist einen Zuckergehalt von 2,8 % auf. Auch Bio-Ware wie z.B. „Bio Möhrchen extra fein" enthält 4,0 % Zucker. Hier schleicht sich der Zucker durch die Zutat „Honig" ein. Um den Zuckeranteil im Essen in Grenzen zu halten, ist es daher immer besser, wo möglich, auf frische Produkte zurückzugreifen.

Sobald die Produkte weiterverarbeitet sind (z.B. zu Fischpasten), Marinaden oder Saucen enthalten (z.B. eingelegtes Grillfleisch), Beilagen enthalten (z.B. Sauerkraut mit Speck) oder zu fertigen Mahlzeiten kombiniert sind, sollten Sie kritisch prüfen, ob die Produkte größere Mengen an Zucker oder Salz enthalten. Verwenden Sie als Faustregeln folgende Werte:

Zuckergehalt (pro 100 g Lebensmittel): kleiner 1 g ist ideal, über 3 g sollten Sie meiden

Salzgehalt (pro 100 g Lebensmittel): kleiner 2 g ist ideal, über 3 g spärlich verzehren

Dann sollten Sie zusätzlich prüfen, ob die Produkte frei von Geschmacksverstärkern (wie z.B. Glutamaten) sind. Alle Angaben finden Sie unter „Zutaten" bzw. „Nährwerte pro 100 g" (Zucker- und Salzgehalt) auf der Verpackung.

Produkte, die einen hohen Anteil an Kohlenhydraten enthalten, wie z.B. tiefgekühlte Pizzas, sollten Sie meiden oder nur selten verzehren.

Frittierte Produkte, wie z.B. Pommes Frites, sollten Sie meiden. Beim Frittieren in billigen, industriell hergestellten Fetten und Ölen gelangen ungesunde Transfettsäuren in diese Produkte.

Tiefgekühlte Kuchen oder abgepackte Kuchen sind Süßigkeiten und aufgrund des Zuckergehaltes zu vermeiden.

11. Grundzutaten

Die Grundzutaten orientieren sich an den Gerichten, die Sie zubereiten wollen. Prüfen Sie daher die Hinweise, welche unter „Generelle Tipps" und im „Fallbeispiel: Rezepte anpassen" zu den Grundzutaten angegeben sind.

Viele Grundzutaten, die zum Backen verwendet werden, sind auch in diesen Kapiteln nicht aufgeführt, da die Backwaren zu viel Zucker enthalten und sich im Rahmen der Ernährungsumstellung daher nicht anbieten.

Vermeiden Sie gehärtete Öle und Fette - diese enthalten ungesunde Transfettsäuren.

12. Essig / Öl / Gewürze

Essig, pflanzliche Öle und natürliche Gewürze in zerkleinerter, ungemischter Form (wie z.B. Vanille, Rosmarin, Thymian, Koriander) sind unproblematisch.

Kritisch können Würzmischungen sein, die entweder Zucker (wie z.B. Vanillinzucker), Salz oder Geschmacksverstärker (wie z.B. Sojasaucen, Würzsaucen, cremige Salatdressings, Gemüse-brühen) enthalten.

Greifen Sie daher nicht bedenkenlos zu pulverisierten oder flüssigen Würzmischungen. Prüfen Sie die Zusatzstoffe sorgfältig und vermeiden Sie Mischungen, die Zucker, Salz, Glutamate oder andere Geschmacksverstärker aufweisen. Nützliche Informationen finden Sie dazu auch unter „Dressing" und „Ketchup, Mayonnaise & Saucen" in „Generelle Tipps".

13. Ketchup / Senf / Saucen

Mittelscharfer Senf, scharfer Senf und Saucen, die aufgrund der Schärfe nur in geringer Menge konsumiert werden (wie Chilisaucen) sind unproblematisch. Alle anderen Saucen sollten Sie meiden. Lesen Sie dazu die ausführlichen Erklärungen im Abschnitt „Ketchup, Mayonnaise & Saucen" in „Generelle Tipps".

14. Reis & Hülsenfrüchte

Reis ist als kohlenhydratreiche Kost in Programmschritt 1 nur in Maßen zu konsumieren. Weißer, klebriger Instant-Reis besitzt einen hohen Glykämischen Index und sollte daher möglichst gemieden werden. Besser sind Langkorn-, Naturreis- oder Wildreissorten.

Hülsenfrüchte (Erbsen, Bohnen, Linsen, Kichererbsen, Wicken, Sojabohnen) besitzen eine hohen Eiweißgehalt und einen niedrigen Glykämischen Index. Sofern keine Unverträglichkeiten bestehen, gibt es hierzu keine Einschränkungen.

Die Erdnuss gehört ebenfalls zu den Hülsenfrüchten, ist im Supermarkt aber eher bei den Nüssen einsortiert. Erdnüsse sollten ungesalzen sein und pro Tag nicht mehr als eine Handvoll verzehrt werden.

15. Internationale Spezialitäten

Auch bei internationalen Spezialitäten gilt: je natürlicher das Produkt ist, umso eher ist es ernährungstechnisch unbedenklich.

Exotische Früchte, wie z.B. Kumquats oder Litschi, sind in der Regel unproblematisch (sofern Sie keine Unverträglichkeit dagegen aufweisen). Aber nicht alle natürlichen Produkte sind automatisch unbedenklich. Einige exotische Fische wie z.B. Kugelfische können bei falscher Zubereitung zu einer Vergiftung führen. Spezielle Wurzeln oder Pilze können Bitterstoffe, Giftstoffe oder Halluzinogene enthalten. Informieren Sie sich also vor dem Kauf, falls Sie sich nicht sicher sind.

Vermeiden sollten Sie auf jeden Fall weiterverarbeitete Produkte, die Zucker, Salz, Glutamate oder andere Geschmacksverstärker enthalten. Dazu zählen z.B. typische asiatische Saucen wie Sojasaucen oder Süßsauer-Soßen. Eine Süßsauer-Soße enthält z.B. 35-40% Zucker.

Bei Fertiggerichten ist meist Vorsicht angebracht. Zucker, Salz, hochdosierte Fette, Geschmacksverstärker sind in den meisten Fertiggerichten enthalten - ähnlich wie bei Fertiggerichten, die überwiegend für den deutschen Markt bestimmt sind.

16. Süßigkeiten / Snacks / Backwaren / Desserts

Diese Produkte sollten Sie generell meiden, da sie dem Körper entweder zu viel Zucker, Salz, hochdosiertes Fett oder Geschmacksverstärker wie Glutamat zuführen.

- Süßigkeiten sind u.a. Pralinen, Riegel, Schokolade, Bonbons, Brausepulver, Frucht- und Weingummi, Geleeprodukte, Kaugummi (mit Zucker), Lakritze, Lutscher, Pastillen und Schaumzucker.
- Einige als „gesund" verkaufte Produkte wie Müsliriegel, Milchschnitten, Nusswaffeln, die gerade als Zwischenmahlzeit angepriesen werden, sind aufgrund der enthaltenen Zuckermenge als Süßigkeit einzustufen. Achten Sie darauf, ob „Zucker" in der Liste der „Zutaten" auf der Packung genannt wird und prüfen Sie den Zuckergehalt.
- Ostersüßwaren und Weihnachtssüßwaren sollten Sie natürlich auch meiden.
- Snacks sind u.a. Chips, Erdnussflips, Salzgebäck (z.B. Salzstangen) und gesalzene Nüsse.
- Backwaren sind Kuchen und Kleingebäck wie z.B. Kekse.
- Desserts wie Milchreis oder Fruchtjoghurts, die auf den ersten Blick eine gesunde Zwischenmahlzeit suggerieren, enthalten meist Zucker. Achten Sie im Zweifelsfall auf die Inhaltsstoffe, die unter „Zutaten" auf der Packung angegeben sind.

Mehr Informationen können Sie in den entsprechenden Abschnitten unter „Generelle Tipps" (Backwaren & Kuchen, Snacks, Süßigkeiten, Zucker) nachlesen.

17. Getränke

Die einfache Regel lautet: trinken Sie Mineralwasser oder Leitungswasser - mit Kohlensäure versetzt oder still, wie Sie es lieber mögen. Alle anderen Getränke brauchen Sie nicht.

Im Schnellüberblick:

- Softdrinks (Cola, Limonaden, Eistee) und Energydrinks sind stark gezuckert und sollten auf jeden Fall gemieden werden.
- Säfte (Fruchtsäfte, Nektare, Fruchtsaftgetränke, Smoothies) enthalten viel Fruchtzucker und sollten nur in Maßen

getrunken werden. Besser ist es, stattdessen Obst direkt zu essen.

- Schorle (Mischungen aus Mineralwasser und Saft) sind weniger problematisch, trotzdem ist der Gehalt an Fruchtzucker in der Regel nicht zu vernachlässigen (ca. 5%). Trinken Sie daher nicht zu viel davon. Auch hier gilt – Mineralwasser trinken und Obst essen ist die bessere Alternative.
- Erfrischungsgetränke auf Mineralwasserbasis sind kein Mineralwasser. Achten Sie unbedingt auf den Zuckergehalt!
- Bier, Wein, Spirituosen, Sekt und Schaumwein sollten, wenn überhaupt, nur bei gesellschaftlichen Anlässen in Maßen getrunken werden (falls Sie dies mögen und Alkohol vertragen). Verzichten Sie so weit wie möglich darauf!
- Sirup zum Herstellen von Getränken oder zum Nachsüßen enthält in der Regel viel Zucker und sollte auf jeden Fall gemieden werden.

Mehr Informationen können Sie in den entsprechenden Abschnitten unter „Generelle Tipps" (Bier, Diät-Produkte, Fruchtsäfte, Softdrinks & Energydrinks, Spirituosen und Wein) nachlesen.

Fallbeispiel „Zuhause kochen"

Falls Sie regelmäßig kochen, sollten Sie dieses Fallbeispiel überspringen und sich stattdessen das Fallbeispiel „Rezepte anpassen" ansehen.

In diesem Fallbeispiel geht es darum, Lesern, die noch nie gekocht haben bzw. auch keine einfachen Speisen zubereitet haben, bei Interesse einen allerersten Einstieg zu ermöglichen.

Dazu werden acht Beispiele vorgestellt (EL = Esslöffel):

1. Müsli-Mischung mit Obst

Zutaten: 5-10 Walnüsse in Schale, 1 Banane, 1 Birne (oder Apfel), 3 EL Basismüsli, Milch (Menge nach Belieben), saisonal 1 Handvoll Erdbeeren, Heidelbeeren oder Himbeeren.

Zubereitung:

Nehmen Sie eine Schüssel mit einem Fassungsvermögen von etwa 1 Liter für die Müsli-Mischung. Halten Sie am besten eine zweite, kleinere Schüssel für die Nussschalen bereit. Zusätzlich benötigen Sie ein Schneidebrett und ein Messer sowie einen Nussknacker.

Knacken Sie die Schalen der Walnüsse mit einem Nussknacker, und geben Sie die Nusskerne ohne die kreuzförmigen, holzigen Trennwände (Nusskämben) in die Müsli-Schüssel. Achten Sie peinlich darauf, dass keine Splitter der Schale aus Versehen mit in die Müsli-Schüssel gelangen.

Schälen Sie die Banane, entfernen Sie die Fäden von der Frucht und legen Sie die Frucht auf das Schneidebrett. Schneiden Sie die Banane einmal der Länge nach in zwei Hälften und teilen Sie die beiden Hälften dann quer in viele dünne Scheiben. Geben Sie diese Stücke dann zu den Walnüssen in die Müsli-Schüssel dazu.

Waschen Sie die Birne (oder den Apfel) ab und schneiden Sie diese längs in zwei Hälften, die sie jeweils nochmals längs halbieren. Stiel und Kern wird von den Vierteln entfernt, dann wird jedes Viertel in zwei oder drei Streifen geschnitten und diese Streifen mit senkrechten Schnitten in etwa fingerbreite Stücke zerkleinert. Geben Sie diese Stücke in die Müsli-Schüssel dazu.

Falls Sie Beeren mögen, können Sie zusätzlich eine Handvoll Erdbeeren, Heidelbeeren oder Himbeeren (oder eine Mischung daraus) dazugeben. Erdbeeren und Heidelbeeren sollten im Sieb abgewaschen werden. Bei den Erdbeeren empfiehlt sich das Herausschneiden des Stiels (falls Sie nur das Grün abzupfen, bleibt der Stiel in der Beere) und je nach Größe der Beeren ein Halbieren oder Vierteln.

Geben Sie anschließend das Basismüsli dazu und füllen Sie nach Belieben mit Milch auf.

Anmerkungen:

Anstelle von Walnüssen können Sie auch andere ungesalzene Nüsse Ihrer Wahl verwenden.

Die Auswahl des Basismüslis erfolgt wie im Fallbeispiel „Im Supermarkt" unter Punkt 8: Cerealien & Müsli / Fitnessartikel (Powerbars, Müsliriegel) auf den Seiten 107 und 108 beschrieben. Über die Menge des Basismüslis regulieren Sie den Anteil an Kohlenhydraten. So können Sie z.B. in einem späteren Programmschritt, wenn Sie mehr Kohlenhydrate zu sich nehmen, statt 3 EL auch 5 EL Müsli zugeben.

Zum Entfernen des Stiels von Erdbeeren können Sie auch einen Strohhalm von unten durch die Erdbeere bohren und den Stiel herausdrücken.

Anstelle von Milch können Sie natürlich auch Naturjoghurt oder Quark verwenden. Statt Kuhmilch können Sie auch Sojamilch verwenden.

Diese Müsli-Mischung können Sie in beliebiger Menge und beliebig oft verzehren.

2. Gemüse (Karotten, Paprika) und Obst in der Pfanne

Gemüse aus der Pfanne schmeckt sehr lecker und sättigt viel besser als rohes Gemüse. Weil es sehr einfach zuzubereiten ist, ist es gerade für den Einstieg ins Kochen ideal. Sie können praktisch nichts falsch machen.

Alternativ bietet sich die Zubereitung im Gartopf an (siehe Beispiel 8 auf Seite 123).

Zutaten: 2 größere Karotten, 1 größere Paprika, Olivenöl

Zubereitung:

Sie benötigen als Küchenutensilien ein Schneidebrett, ein Messer, zwei Schüsseln oder Schalen für das geschnittene Gemüse, eine Pfanne sowie einen Pfannenwender aus Holz oder weichem Kunststoff mit einer größeren Auflagefläche (damit Sie das Gemüse in der Pfanne schieben und wenden können).

Waschen Sie die Karotten und die Paprika ab und trocknen Sie diese dann mit einem Küchentuch ab. Legen Sie die Karotten auf das Schneidebrett und entfernen Sie jeweils die beiden Enden. Schneiden Sie die Karotten dann in dünne Scheiben. Drei oder vier Scheiben sollten etwa so dick wie ein Zeigefinger sein. Dann geben Sie die Karottenscheiben in die erste Schüssel oder Schale.

Schneiden Sie die Paprika in zwei Hälften. Entfernen Sie mit dem Messer den weißen Kern und klopfen Sie die übrigen Samenkerne ab oder kratzen Sie diese mit dem Messer heraus. Legen Sie die Paprikahälfte auf das Schneidebrett. Diese Hälften zerkleinern Sie, indem Sie diese zuerst in Streifen schneiden und dann diese Streifen nochmals quer in kleine (etwa haselnussgroße) Stücke zerteilen. Dazu halten Sie die Streifen am besten mit der anderen Hand, die nicht schneidet, zusammengedrückt. Geben Sie die Paprikastücke in die zweite Schale.

Geben Sie in die Pfanne etwas Olivenöl, so dass die Bodenfläche zu 2/3 oder mehr bedeckt ist. Legen Sie eine einzelne Karottenscheibe direkt in die Pfanne. Erhitzen Sie die Pfanne auf mittlerer oder hoher Stufe auf dem Herd. Erst wenn das Öl um die Karottenscheibe herum Bläschen wirft, geben Sie den Rest der Karotten hinzu. Bewegen Sie die Karotten regelmäßig mit dem Pfannenwender und schichten Sie die unteren und oberen Karotten immer wieder in der Pfanne um.

Falls das Öl zu heftig schäumt, drehen Sie die Stufe am Herd herunter. Eventuell müssen Sie auch noch einmal Öl zugeben, falls der Boden der Pfanne zu spärlich bedeckt ist. Perfekt ist es, wenn das Öl schäumt, aber nicht oder kaum aus der Pfanne spritzt.

Nach etwa drei Minuten geben Sie die Paprikastücke ebenfalls in die Pfanne hinzu. Wenden Sie weiterhin regelmäßig, je häufiger umso besser.

Fertig ist das Gemüse nach in der Regel 10 bis 20 Minuten, wenn Karotten und Paprika ihre Konsistenz geändert haben (die Stückchen sehen heller und glasiger aus) und sich erste Braunfärbungen an den Karotten oder an der Paprika zeigen. Dann sollten Sie das Gemüse aus der Pfanne entnehmen. In einer Schüssel hält sich das Gemüse eine Zeitlang warm, falls Sie z.B. Fleisch dazu zubereiten wollen.

Anmerkungen:

Zusätzlich zu Karotten und Paprika oder stattdessen können Sie natürlich auch andere Gemüsesorten verwenden (z.B. Gurken, Zucchini oder Auberginen in dünnen Scheiben, etc.).

Auch Birnen oder Äpfel können Sie in kleine Würfel geschnitten (etwa haselnussgroße Stücke) in der Pfanne mit etwas Olivenöl anbraten. Wenn die Würfel leicht bräunlich werden, sind sie fertig.

Gemüse oder Obst, in der Pfanne zubereitet, können Sie in beliebiger Menge und beliebig oft verzehren.

3. Fleisch (Kassler, Steak) in der Pfanne

Kassler:

Kassler ist ein gepökeltes und leicht geräuchertes Schweinefleisch. Für eine Mahlzeit genügen ein oder zwei Scheiben, die üblicherweise etwa fingerdick geschnitten sind. Entfernen Sie die Knochen vom Fleisch, falls Sie ein Kasseler Kotelett gekauft haben. Das gleichmäßige Anbraten in der Pfanne wird durch den Knochen erschwert.

Die Garzeit ist sehr kurz. Geben Sie in eine Pfanne etwas Olivenöl und erhitzen Sie die Pfanne auf mittlerer bis hoher Stufe auf dem Herd. Falls Sie Spritzer vermeiden möchten, halten Sie einen Deckel zum Abdecken der Pfanne bereit.

Wenn Sie keine Erfahrung haben und nicht erkennen, wann das Öl heiß genug ist, dann rate ich Ihnen, eine Scheibe Kassler mit einer Gabel aufzuspießen und zuerst eine Ecke davon in das Öl einzutauchen. Wenn sich keine Bläschen bilden und nichts passiert, ist das Öl nicht heiß genug. Dann legen Sie die Kassler-Scheibe zurück auf einen Teller. Wenn das Öl beim Eintauchen des Kasslers Bläschen bildet und leicht spritzt, passt es und Sie können die Scheibe ganz in die Pfanne legen.

Sollte es zu stark spritzen, dann legen Sie quer über die Pfanne einen Kochlöffel und decken dann die Pfanne mit einem Deckel ab. Durch den zwischengeschobenen Kochlöffel schließt der Deckel nicht komplett ab, es bleibt eine Öffnung, durch welche der Wasserdampf entweichen kann.

Bewegen Sie das Kassler spätestens nach einer halben Minute mit einem Kochlöffel (alternativ: Schaber oder Pfannenwender) in der Pfanne, damit es nicht anbrennt. Drehen Sie es mit einer Gabel (oder Pfannenwender). Wenn Sie eine leichte Braunfärbung feststellen, ist die Seite fertig. Wenn beide Seiten schwach gebräunt sind – das dauert nur wenige Minuten - entnehmen Sie das Kassler aus der Pfanne.

Steak:

Die Zubereitung des Steaks ist im Prinzip gleich wie beim Kassler beschrieben. Es gibt allerdings zwei Unterschiede:

- Das Steak spritzt deutlich stärker in der Pfanne. Dies lässt sich nicht ganz vermeiden. Auch ein Ersatz von Öl durch andere Bratfette oder in der Werbung angepriesene, wenig spritzende Mischungen hilft in der Regel nicht. Besser ist es beim Steak auch, auf den Deckel zu verzichten, damit Sie das Steak anbraten und nicht kochen.
- Im Gegensatz zum Kassler sollten Sie das Steak nicht beliebig oft wenden. Ideal wäre es, das Steak auf einer Seite ein paar Minuten anzubraten (dabei gelegentlich das Fleisch mit einem Kochlöffel, Pfannenwender oder Gabel in der Pfanne bewegen, damit es nicht anbrennt), und dann das Steak zu wenden und es auf der anderen Seite fertig zu braten.

Um herauszufinden, ob das Steak Ihren Wünschen entspricht, also „rare", „medium" oder „durch" ist, müssen Sie das Steak kurz aus der Pfanne entnehmen, auf einen Teller legen und mit einem Messer an einer Stelle anschneiden. Falls es noch nicht genügend durch ist, legen Sie das Steak wieder zurück in die Pfanne und prüfen später nochmals.

Je dünner das Steak, umso schneller ist es natürlich fertig. Sehr dünne Steaks brauchen zum Teil nur 2 oder 3 Minuten, bei dickeren Steaks kann es auch über 10 Minuten (also 5 Minuten pro Seite) dauern, bis sie optimal angebraten sind.

Falls Sie möchten, können Sie das Steak vor oder nach dem Anbraten mit wenig Salz und Pfeffer würzen.

Anmerkungen:

Servieren Sie das Kassler oder das Steak z.B. mit Gemüse oder Obst wie in Beispiel 2 beschrieben und - falls Sie dies mögen - mit dem Saucenersatz aus Beispiel 4. Falls Sie dies vorhaben, empfiehlt es sich, zuerst das Gemüse oder Obst zuzubereiten (geben Sie es in eine Schale, es bleibt dort warm), dann die Schalotten und Chilischoten anzubraten (in eine zweite, kleine Schale geben) und erst zuletzt das Fleisch in der Pfanne zuzubereiten.

Achten Sie darauf, nicht zu oft Fleisch zu verzehren.

4. Statt Saucen: Schalotten und Chilischoten

Vermutlich möchten Sie eine Sauce zum Steak (Beispiel 3) verzehren, da Ihnen das Fleisch alleine zu fade schmeckt. Wie Sie unter „Generelle Tipps" gelesen haben, ist aber gerade von industriell gefertigten Saucen wie Ketchup oder Barbecue Sauce wegen des hohen Zuckergehalts dringend abzuraten.

Eine würzige Alternative anstelle einer Sauce erhalten Sie ganz einfach, wenn Sie Schalotten und Chilischoten (oder kleine Paprikaschoten) in einer Pfanne anbraten.

Nehmen Sie dazu zwei Schalotten und entfernen Sie die äußersten braunen Schichten. Schneiden Sie die Schalotten dann auf einem Schneidebrett in jeweils zwei Hälften. Diese Hälften können Sie zerkleinern, indem Sie zuerst in Streifen schneiden und dann diese Streifen nochmals quer in kleine Stücke zerteilen. Dazu halten Sie die Streifen am besten mit der anderen Hand, die nicht schneidet, zusammengedrückt.

Schneiden Sie dann separat 1-2 Chilischoten in kleine Scheiben. Die kleinen Fruchtsamen brauchen Sie nicht (wie im Falle einer großen Paprika) zu entfernen.

In einer Pfanne mit etwas Olivenöl dünsten Sie zuerst die kleinen Würfel der Schalotten an (auf mittlerer bis hoher Stufe auf dem Herd). Wenden Sie die Würfel mit einem Schaber oder Pfannenwender häufig. Wenn diese bereits nach kurzer Zeit glasig werden oder hellbraun werden, dann sind sie fertig. Entnehmen Sie die Schalotten, bevor sie dunkel werden oder anbrennen (Achtung: das passiert sehr schnell).

Geben Sie dann etwas Olivenöl in die entleerte Pfanne und fügen Sie die zerkleinerten Chilischoten hinzu (mit den winzigen Fruchtsamen). Vorsicht, meist spritzt das Öl stark. Wenn die zerkleinerten Stücke der Chilischote helle Kanten bekommen und eine gelegentliche leichte Braunfärbung aufweisen, dann sollten Sie die Chili entnehmen.

Mischen Sie die angebratenen Schalotten und Chilischoten und servieren Sie diese zum Fleisch.

Tipp: Falls Ihnen die Mischung aus Schalotten und Chili/Paprika zu scharf ist, können Sie auch wie in Beispiel 2 einfach eine Birne oder einen Apfel in kleine Würfelstückchen zerkleinern und in der Pfanne dünsten. Das eignet sich auch prima zum Fleisch.

5. Rührei mit Kräutern

Zutaten: 2-3 Eier, Petersilie, Schnittlauch

Zubereitung:

Nehmen Sie eine große Tasse oder einen Becher für die Eier, eine kleine Schale für Petersilie und Schnittlauch. Sie brauchen ein Schneidebrett, ein Messer, eine Pfanne sowie einen Pfannenwender aus Holz oder weichem Kunststoff.

Die Eier werden nacheinander am Rand des Bechers aufgeschlagen und der Inhalt in den Becher gegeben. Falls Teile der Eierschale hineinfallen, sollten Sie diese z.B. mit einem Löffel herausfischen.

Legen Sie 2-3 Stängel der Petersilie auf das Schneidebrett und trennen Sie die Blätter von den Stängeln ab. Verwerfen Sie die Stängel. Schneiden Sie die Blätter möglichst klein und geben Sie diese in die Schale.

Vom Schnittlauch nehmen Sie 4-6 Stängel und schneiden diese in ganz kleine Stücke. Fügen Sie den zerkleinerten Schnittlauch zur Petersilie in der Schale hinzu.

Erhitzen Sie die Pfanne auf mittlerer bis hoher Stufe auf dem Herd und geben Sie direkt die Eier aus dem Becher in die Pfanne. Sie brauchen nicht zu warten, bis die Pfanne warm ist. Zerdrücken Sie das Eigelb mit dem Pfannenwender.

Wenn die Unterseite der Masse in der Pfanne undurchsichtig weiß und fest wird, können Sie die Masse mit dem Pfannenwender vom Pfannenboden lösen und umdrehen. Verstreuen Sie jetzt die kleingeschnittene Petersilie und den Schnittlauch auf der Masse. Kratzen Sie das Rührei immer wieder vom Pfannenboden ab, damit es nicht anbrennt. Schieben Sie es in der Pfanne und wenden Sie es gelegentlich.

Wenn das Rührei keine flüssigen oder glibberigen Stellen mehr aufweist, sondern durchgängig fest ist, können Sie es aus der Pfanne nehmen und verzehren. Spätestens wenn sich braune

Stellen an der Unterseite der Rühreimasse mehren, sollten Sie das Rührei entnehmen, sonst brennt es in der Pfanne an.

Anmerkungen:

Petersilie und Schnittlauch können Sie im Bund oder im Topf im Supermarkt kaufen.

Laut Ernährungspyramide sollten Sie wöchentlich maximal 3 Eier verzehren. Das Gericht eignet sich daher nur zum gelegentlichen Verzehr.

6. Drei in einer Pfanne (Gemüse, Kassler und Ei)

Ein Tipp, falls Sie möglichst wenig Arbeit in der Küche mit dem Abspülen haben wollen:

Sie können, nachdem Sie das Gemüse (Karotten, Paprika) von Beispiel 2 zubereitet haben, die Pfanne direkt weiterverwenden. Das Gemüse sollten Sie aber erst komplett entnehmen. Zu den Resten des gelblichen Öls (Färbung durch die Karotten) in der Pfanne geben Sie einfach weiteres Öl dazu und braten dann das Kassler wie in Beispiel 3 beschrieben in der Pfanne an.

Zum Schluss können Sie in der gleichen Pfanne noch das Rührei mit Kräutern (Beispiel 5) zubereiten. Vorher entnehmen Sie das Kassler. Aber Achtung: Das Rührei kann danach leicht bräunlich gefärbt sein von Bratresten des Kasslers in der Pfanne. Wenn Sie das stört, sollten Sie das Rührei doch lieber in einer anderen Pfanne zubereiten oder die Pfanne nach Entnahme des Kasslers kurz mit einem Papiertuch abwischen (Vorsicht - verbrühen Sie sich dabei nicht!).

Nach dem Essen brauchen Sie nur eine Pfanne abzuspülen. Wenn Sie die Pfanne schon, bevor Sie essen, kurz in der Spüle in warmem Wasser mit Spülmittelzusatz einweichen, geht es später noch einfacher.

Bitte beachten Sie die Empfehlungen der Ernährungspyramide zu Fleisch und Eiern. Die Kombination aus Gemüse, Fleisch und Ei sollte daher nur gelegentlich, auf keinen Fall täglich, auf dem Speiseplan stehen.

7. Snacks

Falls Sie abends Appetit auf einen Snack haben, können Sie z.B. Folgendes essen:

- Obst am Stück oder geschnitten
- Käsewürfel mit Oliven (oder Trauben)
- Rohes Gemüse - z.B. Möhren, Paprika, Kohlrabi und Staudensellerie - in feine Streifen geschnitten mit einer Joghurt-Kräuter-Zubereitung oder Frischkäse als Dip
- Ungesalzene Nüsse
- Würstchen (Landjäger, Cabanossi, Wiener), ggf. mit Senf

Am besten ist es, wenn Sie abwechseln, also nicht die ganze Woche über z.B. nur Käse oder nur Wurst am Abend essen. Gemüse können Sie natürlich beliebig verzehren, auch bei Obst brauchen Sie keine Zurückhaltung zu üben. Bei den Nüssen ist es empfehlenswert, die Menge auf eine Handvoll pro Tag zu begrenzen.

Essen Sie keine Süßigkeiten oder salzige Snacks, trinken Sie keine Softdrinks. Lesen Sie dazu die Abschnitte „Softdrinks", „Snacks" und „Süßigkeiten" in „Generelle Tipps".

8. Gemüse im Gartopf

Falls Sie über einen Gartopf verfügen, können Sie Gemüse auch einfach garen (Alternative zu Beispiel 2 - Gemüse in der Pfanne).

Beispiel: Rosenkohl (5-8 Röschen, Strunk kürzen, äußere dunklere Blätter entfernen), Speisekartoffeln (2-3 kleine Kartoffeln, abwaschen, nicht schälen, jeweils in 2-4 Stücke schneiden), Karotten (2 kleinere, abwaschen, jeweils in 4-8 Stücke schneiden) ca. 10-15 Minuten im Topf garen. Danach mit wenig Salz, Pfeffer und Butter servieren. Kann beliebig oft und in beliebiger Menge verzehrt werden.

Fallbeispiel „Rezepte anpassen"

Quellen für Rezepte sind neben den klassischen Kochbüchern längst Internetportale geworden. Im Internet finden Sie problemlos hunderttausende von kostenlosen Rezepten, die Sie prüfen und ggf. leicht modifizieren können. An dieser Stelle sei nur auf zwei Arten von Internetportalen verwiesen:

- **„Normale Kochrezepte"** wie z.B. auf www.chefkoch.de oder www.kochbar.de
- **„Diätrezepte"** wie z.B. auf www.paleo360.de für die Paleo- oder Steinzeitdiät

Zur Illustration sind mehrere, zufällig ausgewählte Rezepte aus den Internetportalen für „normale" Kochrezepte berücksichtigt worden.

„Diätrezepte" wurden an dieser Stelle bewusst nicht berücksichtigt, da sie auf modifizierten Ernährungspyramiden basieren. Sie können je nach Typ der Diät zu einem Mangel an

- Eiweißstoffen (klassische Diäten mit reduzierter Nahrungs-menge),
- Fetten (klassische Diäten mit fettarmer Kost), oder
- Kohlenhydraten (z.B. eine Low-Carb-Diät wie Atkins oder die Paleo-Diät)

führen. Lesen Sie dazu bei Interesse den Abschnitt „Modifizierte Ernährungspyramiden" in Kapitel 2.

Gegen ein gelegentliches Beimischen von Gerichten, die eigentlich für eine Diät bestimmt sind, spricht natürlich nichts. Dennoch sollten Sie auch bei Diätrezepten kritisch durch die Zutatenliste gehen. Rezepte der Paleo- oder Steinzeitdiät z.B. verwenden teilweise übermäßig viel Honig oder Ahornsirup (beide Produkte sollten genauso wie Haushaltszucker gemieden werden).

Sie werden bemerken, dass sich die verfügbaren Rezepte im Internet grob in zwei Kategorien einteilen lassen:

1. Rezepte, bei denen es sich lohnt, genauer hinzusehen und die Sie in der Regel nach der Prüfung der Zutaten fast unverändert oder mit verschmerzbaren Modifikationen übernehmen können, ohne dass der Geschmack darunter leidet.

2. Rezepte, bei denen eine Hauptzutat schon offensichtlich gegen eines der vier Prinzipien verstößt (die z.B. Zucker oder zu viel an einfachen Kohlenhydraten enthalten) und die Sie daher nicht verwenden sollten (oder deren Speisen nur zum mäßigen Konsum geeignet sind).

Eine wenig sinnvolle Detailprüfung von Rezepten der zweiten Kategorie können Sie vermeiden, in dem Sie

- stark *zuckerhaltige* Speisen (z.B. Desserts, die auf Schokolade oder Eis basieren),
- klassische *Backrezepte* (mit Zutaten wie Zucker und Mehl) und
- Speisen mit einem hohen Anteil an *ballaststoffarmen Kohlenhydratbestandteilen* oder mit einem *hohen Glykämischen Index* (z.B. Nudeln ohne Vollkornanteil, weißer klebriger Instant-Reis, Pizza, Toastbrote, Sandwiches ohne Vollkornanteil)

direkt ausschließen.

In den Beispielen sind Rezepte dieser zweiten Kategorie, die Sie leicht identifizieren können, nicht im Detail aufgeführt. Stattdessen ist nur das Gericht erwähnt und die kritischen Bestandteile werden genannt.

Bei den nachfolgend aufgeführten Kochrezepten sind nur die Zutaten aufgeführt. Die Zubereitung spielt bei unseren Fallbeispielen keine Rolle, es geht nur darum, zu illustrieren, wie die verwendeten Zutaten aus Sicht des Programms 1234Fit zu bewerten sind. Für den Fall, dass Sie sich für das eine oder andere Gericht interessieren, folgen Sie der Quellenangabe – dort finden Sie die kompletten Rezepte inklusive der Zubereitungsmethode.

Falls Sie bei der Prüfung eines selbst ausgewählten Rezeptes auf eine Zutat stoßen, die Sie nicht einordnen können, dann prüfen Sie bitte die Zusammensetzung und Inhaltsstoffe über eine Suche im Internet. Wenn Sie die Empfehlungen im Abschnitt „Generelle Tipps" berücksichtigen, dann können Sie diese Zutat in der Regel leicht bewerten. Bedenken Sie auch, wie viel davon laut Rezept verwendet werden soll. „Eine Prise" oder „1 TL" sind natürlich weniger problematisch als Mengen, die über 10 g betragen.

Abkürzungen: TL = Teelöffel, EL = Esslöffel.

1) Vorspeisen und Suppen

Tomatensuppe geeist

Quelle: www.chefkoch.de - Auf der Website unter Rezepte des Tages (10. August 2015) zu finden

Zutaten: 500 g Tomaten, 1 Zwiebel, 1 Knoblauchzehe, 130 ml Weißwein, 125 ml Fleischbrühe, 1 EL Zitronensaft, 4 EL Olivenöl, 1 TL Paprikapulver (edelsüß), 1 TL Zucker, 6 Stiele Kerbel, 6 Stiele Petersilie, 125 ml Sahne (Koch-), 1 Prise Salz.

Bewertung der Zutaten:

a) Die natürlichen Zutaten Tomaten, Zwiebel, Knoblauch, Kerbel, Petersilie sind unkritisch.

b) Zu den anderen Zutaten:

Weißwein: als Quelle überwiegend einfacher Kohlenhydrate ist der Weißwein (siehe „Generelle Tipps" - Wein) in größeren Mengen nicht optimal. Da der Wein aber keinen künstlichen Zucker enthält und für den Geschmack des Gerichtes wesentlich ist, wird keine Reduzierung der Menge empfohlen.

Fleischbrühe: kommerziell erhältliche Fleischbrühe ist eine Mischung aus Salz, Geschmacksverstärkern (Glutamate), pflanzlichem Fett, Kräutern, Ölen und Aromastoffen. Besser wäre es, die Fleischbrühe selbst ohne den Zusatz von Geschmacksverstärkern und unter Verwendung von wenig Salz herzustellen. Ansonsten sollten Sie die käuflichen Brühwürfel sparsam bei der Herstellung der Fleischbrühe verwenden.

Zitronensaft: frisch am besten, aber auch der käuflich erhältliche Zitronensaft ist unproblematisch (enthält nur ca. 3% Einfachzucker, meist Fruchtzucker).

Olivenöl: ähnlich wie das Naturprodukt Oliven einzustufen, also unproblematisch.

Paprikapulver (edelsüß): Der Begriff „edelsüß" bedeutet nicht, dass dem Paprika Zucker zugesetzt wurde, sondern dass besonders milde Paprikasorten bei der Herstellung verwendet wurden. Also unproblematisch.

Zucker: in der angegebenen Menge (1 TL entspricht 5 g) in Ordnung.

Kochsahne: ist ein Ersatz für Sahne, enthält meist pflanzliche Fette und Milchprodukte. Stattdessen kann auch normale Sahne, solange sie nicht gesüßt ist, verwendet werden.

Salz: sollte sparsam verwendet werden, zumal in der Fleischbrühe schon Salz enthalten ist.

Fazit: Möglichst wenig Fleischbrühwürfel zur Herstellung der Brühe verwenden, sparsam mit Salz umgehen, ansonsten können alle Zutaten wie angegeben verwendet werden.

Feldsalat mit Kartoffel-Meerrettich Dressing und gebratenem Zander

Quelle: www.kochbar.de - Auf der Website unter Menü-Kategorien: „Vorspeise" zu finden (oder Stichwortsuche)

Zutaten: Feldsalat, Zander, Meersalz, Pfeffer, Olivenöl, 250 g Kartoffeln, 450 ml Geflügelbrühe, 50 g Balsamicoessig (weiß), 20 g Sherry, 20 g Creme fraiche, 60 g Olivenöl, 1 TL Senf, Meerrettich (frisch), Salz, 1 Prise Zucker.

Bewertung der Zutaten:

a) Die natürlichen Zutaten Feldsalat, Zander, Pfeffer, Kartoffeln, Meerrettich sind unkritisch.

b) Zu den anderen Zutaten:

Meersalz, Salz: sollte sparsam verwendet werden, zumal in der Geflügelbrühe schon Salz enthalten ist.

Olivenöl: ähnlich wie das Naturprodukt Oliven einzustufen, also unproblematisch.

Geflügelbrühe: kommerziell erhältliche Hühnerbrühe ist eine Mischung aus Salz, Stärke, Hühnerfleisch, Zucker, Kräutern, Gewürzen und Aromastoffen. Verwenden Sie die käuflichen Brühwürfel bzw. das Brühpulver aufgrund des hohen Salzgehaltes (über 30%) sparsam bei der Herstellung der Geflügelbrühe.

Balsamicoessig: unproblematisch.

Sherry: spanischer Weißwein, der Alkoholgehalt wird durch Zugabe von Branntwein / Alkohol auf ca. 10-16 Vol.-% Alkohol erhöht. In der angegebenen Menge (20 g) unproblematisch.

Creme fraiche: dies ist ein Milchprodukt mit einem Mindestfettgehalt von 30%. Achtung: ein Zuckerzusatz (Saccharose) bis zu 15% ist erlaubt. Achten Sie daher auf die angegebenen Nährstoffe. Beispiel: Creme fraiche eines Markenherstellers enthält laut Angabe auf der Verpackung 2,8 g Zucker pro 100 g Produkt – dies ist unproblematisch, da Milchprodukte immer einen bestimmten Anteil an Milchzucker (bis 5%) enthalten.

Senf: mittelscharfer oder scharfer Senf ist unproblematisch.

Zucker: in der angegebenen Menge (1 Prise) in Ordnung.

Fazit: Möglichst wenig Brühwürfel / Brühpulver zur Herstellung der Geflügelbrühe verwenden, sparsam mit Salz umgehen, Creme fraiche ohne Zuckerzusatz verwenden, ansonsten können alle Zutaten wie angegeben verwendet werden.

2) Fleischgerichte

Generelle Anmerkung: Fleischgerichte sollten nicht täglich verzehrt werden. Die Ernährungspyramide empfiehlt 1-3 Portionen Fleisch und Wurst pro Woche.

Sauerbraten ‚mediterran'

Quelle: www.chefkoch.de - Auf der Website unter Rezepte des Tages (4. Oktober 2015) zu finden

Zutaten: 800 g Rinderbraten, ¼ Liter Rotwein, ¼ Liter Balsamico, 1 Lorbeerblatt, 1 Stiel Rosmarin, 3 Blätter Salbei, Salz und Pfeffer, 2 EL Olivenöl zum Anbraten, Oliven (schwarz), 1 Knoblauchzehe, 1 Zwiebel, evtl. Speisestärke, Mehl zum Binden der Soße. Empfohlen wird als Beilage Nudeln und ein frischer Salat.

Bewertung der Zutaten:

a) Die natürlichen Zutaten Rindfleisch, Lorbeer, Rosmarin, Salbei, Pfeffer, Oliven, Knoblauch, Zwiebel sind unkritisch.

b) Zu den anderen Zutaten:

Rotwein und Balsamico-Essig: Als Quellen überwiegend einfacher Kohlenhydrate sind der Rotwein (siehe „Generelle Tipps" - Wein) und der Balsamico-Essig (enthält neben Weinessig oft auch Traubenmostkonzentrat) in größeren Mengen nicht optimal. Da die Zutaten aber keinen künstlichen Zucker enthalten und für den Geschmack des Gerichtes essentiell sind, wird keine Reduzierung der Menge empfohlen.

Salz: sollte, wenn überhaupt, sehr sparsam verwendet werden.

Olivenöl: ähnlich wie Naturprodukt Oliven einzustufen, also unproblematisch.

Speisestärke und Mehl: Getreideprodukte, die stark weiterverarbeitet sind, sollten in Programmschritt 1 sparsam verwendet werden.

c) Zur Beilagen Empfehlung:

Nudeln: weiterverarbeitete Getreideprodukte in Programmschritt 1 mäßig verwenden. Empfohlen wird daher eine kleine Portion Nudeln. Noch besser wären Vollkornnudeln.

Frischer Salat: beim Dressing aufpassen (siehe „Generelle Tipps" - Dressing), ansonsten natürlich empfehlenswert.

Fazit: Zutaten können wie angegeben verwendet werden (verwenden Sie dabei nicht übermäßig viel Salz, Speisestärke und Mehl). Der Sauerbraten kann in beliebiger Menge bis zur Sättigung verzehrt werden. Zu den Beilagen: siehe Empfehlung.

Bunte Spieße und marinierte Lammkotelettes

Quelle: www.kochbar.de - Auf der Website unter Anlässe – „Grillfest" zu finden (oder Stichwortsuche)

Zutaten: 1 Knoblauchzehe, 4 EL Öl, 2 Maiskolben, 0,5 TL getrocknete Kräuter der Provence, 1 TL Zitronensaft (frisch pressen), 1 TL Pfeffer (bunt), 4 Lammkotelettes, 1 Zucchini, 12 Scheiben Frühstücksspeck, 12 Schnitzel (dünn in Scheiben), Pfeffer (gemahlen), Salz. Empfohlen wird als Beilage Baguette.

Bewertung der Zutaten:

a) Die natürlichen Zutaten Knoblauch, Mais, Kräuter, Zitrone, Pfeffer, Lamm, Zucchini sind unkritisch.

b) Zu den anderen Zutaten:

Öl: unproblematisch.

Frühstücksspeck: Bauchfleisch vom Schwein, enthält Salz. Übermäßiger Konsum ist nicht ratsam (hoher Fettanteil, Salzgehalt), ansonsten unproblematisch.

Schnitzel: dünne Fleischstücke von Schwein oder Kalb, unproblematisch.

Salz: Zugabe nicht erforderlich (Frühstücksspeck enthält bereits Salz).

c) Zur Beilagen Empfehlung:

Baguette: Baguette-Brot besitzt einen hohen Glykämischen Index (siehe „Der Glykämische Index" in Kapitel 2). Besser wäre es daher, eine Vollkornvariante wie ein Körnerbrötchen zu verzehren. Generell gilt aber: in Programmschritt 1 mit Brot geizen! (Siehe auch „Generelle Tipps" - Brot & Brötchen).

Fazit: Zutaten können wie angegeben verwendet werden. Ausnahme: Salz weglassen. Die Spieße und Lammkotelettes können in beliebiger Menge bis zur Sättigung verzehrt werden. Auf Baguette möglichst verzichten.

3) Fischgerichte

Generelle Anmerkung: Nach der Ernährungspyramide ist es empfehlenswert, 1-2 Portionen Fisch pro Woche zu verzehren.

Lachs vom Grill

Quelle: www.chefkoch.de - Auf der Website unter Rezepte des Tages (7. August 2015) zu finden

Zutaten: 4 Scheiben Lachs, 1 Zucchini, 1 Paprikaschote (rot), 1 Zwiebel, 1 Knoblauchzehe, 4 EL Sojasauce, 4 TL Öl (Sesamöl), 4 EL Blauschimmelkäse, 4 TL Dill (frisch). Empfohlen wird als Beilage frisch gebackenes Weißbrot oder Zwiebelbrot.

Bewertung der Zutaten:

a) Die natürlichen Zutaten Lachs, Zucchini, Paprikaschote, Zwiebel, Knoblauch, Dill sind unkritisch.

b) Zu den anderen Zutaten:

Sojasauce: wegen des darin enthaltenen Salzes und dem Geschmacksverstärker Glutamat sollten Sie Sojasauce meiden. Details dazu finden Sie unter „Generelle Tipps" - Ketchup, Mayonnaise & Saucen. Lassen Sie die Sauce daher weg oder verwenden Sie diese sparsam (z.B. 1-2 EL statt 4 EL). Einen unkritischen Ersatz mit ähnlichem Geschmack werden Sie nicht finden, da alle drei typischen Bestandteile von Würzsaucen – nämlich Zucker, Salz und Glutamat – gemieden werden sollten.

Sesamöl: als Pflanzenöl unproblematisch.

Blauschimmelkäse: als Milchprodukt eigentlich unproblematisch. Denken Sie aber generell bei Rezepten mit Blauschimmelkäse daran, dass dieser bereits reichlich Salz enthält (ca. 3%). Ein zusätzliches Würzen mit Salz wäre daher zu viel. Lesen Sie dazu auch „Generelle Tipps" - Salz.

c) Zur Beilagen Empfehlung:

Weißbrot oder Zwiebelbrot: Diese Brote besitzen einen hohen Glykämischen Index (siehe „Der Glykämische Index" in Kapitel 2).

Besser wäre es daher, eine Vollkornvariante wie ein Körnerbrötchen zu verzehren. Generell gilt aber: in Programmschritt 1 mit Brot geizen! (Siehe auch „Generelle Tipps" - Brot & Brötchen).

Fazit: Gehen Sie mit der Sojasauce sparsam um (z.B. 1-2 EL statt der angegebenen 4 EL). Ansonsten können alle Zutaten wie angegeben verwendet werden. Der Lachs kann in beliebiger Menge bis zur Sättigung verzehrt werden. Zu den Beilagen: siehe Empfehlung.

Seeteufelsaté auf Papaya-Zuckerschotensalat

Quelle: www.kochbar.de - Auf der Website unter Anlässe – „Mittagstisch" zu finden (oder Stichwortsuche)

Zutaten: 5 Stück Zitronengras, 10 Seeteufelmedaillons, Salz, Pfeffer, 1 Schalotte, 2 Knoblauchzehen, 2 Chili (rot), 6 EL Sesamöl, 6 EL Olivenöl (con Limone), 2 EL Sojasauce (weiß), 1 Papaya, 200 g Zuckerschoten, 1 Scheibe Ingwerknolle, 3 EL Weißweinessig, 1 EL Ahornsirup, Koriander, Zucker.

Bewertung der Zutaten:

a) Die natürlichen Zutaten Zitronengras, Seeteufel, Pfeffer, Schalotte, Knoblauch, Chili, Papaya, Zuckerschote (eine Erbsensorte), Ingwer, Koriander sind unkritisch.

b) Zu den anderen Zutaten:

Salz: sollte, wenn überhaupt, sehr sparsam verwendet werden.

Sesamöl: als Pflanzenöl unproblematisch.

Olivenöl: als Pflanzenöl wie Naturprodukt Oliven einzustufen, also unproblematisch.

Sojasauce (weiß): wegen des darin enthaltenen Salzes und dem Geschmacksverstärker Glutamat sollten Sie Sojasauce sparsam verwenden. Details dazu finden Sie unter „Generelle Tipps" - Ketchup, Mayonnaise & Saucen. Lassen Sie die Sauce entweder ganz weg oder verwenden Sie diese sparsam (z.B. 1 TL oder 1 EL statt 2 EL).

Weißweinessig: als Quelle überwiegend einfacher Kohlenhydrate ist der Weißwein-Essig in größeren Mengen nicht optimal. Da der Essig aber keinen künstlichen Zucker enthalt, wird keine Reduzierung der Menge empfohlen.

Ahornsirup: der Zucker ist zwar ein Naturprodukt, in seiner Wirkung aber dem Zucker gleichzusetzen. Daher bitte ganz weglassen oder sparsam verwenden (max. 1 TL).

Zucker: Auf das Nachsüßen bzw. Abschmecken mit Zucker verzichten.

Fazit: Verwenden Sie die Sojasauce sparsam (z.B. nur 1 EL statt 2 EL). Lassen Sie den Ahornsirup weg oder verwenden Sie nur 1 TL (statt 1 EL). Lassen Sie das Salz weg und verzichten Sie auf das Abschmecken mit Zucker. Ansonsten können alle Zutaten wie angegeben verwendet werden. Das Gericht kann in beliebiger Menge bis zur Sättigung verzehrt werden.

4) Beilagen

Mit Beilagen, die überwiegend Kohlenhydrate enthalten, wie Reis oder Nudeln, sollten Sie sparsam umgehen. Auch bei Broten oder Brötchen als Beilage ist Vorsicht angebracht. Insbesondere auf Weißbrot sollten Sie verzichten. Besser sind die jeweiligen Vollkornvarianten (Naturreis, Vollkornnudeln, Körnerbrötchen oder Vollkornbrötchen). Beilagen, die auf Gemüse oder Obst basieren, können Sie dagegen reichlich verzehren.

Auberginen-Curry mit Joghurtsauce

Quelle: www.chefkoch.de - Auf der Website unter Rezepte des Tages (5. August 2015) zu finden

Zutaten: 1 Aubergine, 1 TL Pflanzenöl, wenig Salz, 150 g Tomaten, 1 Zwiebel, 1 Knoblauchzehe, 1 EL Butterschmalz oder Pflanzenöl, 1 TL Currypaste rot, Chilischoten (getrocknet), ½ TL Kurkuma, ½ TL Kreuzkümmel, ½ TL Koriander, 1 TL Salz, 1 TL Zucker, 150 g Joghurt (10% Fett). Beilagen Empfehlung: Mit Reis oder Naan servieren.

Bewertung der Zutaten:

a) Die natürlichen Zutaten Aubergine, Tomaten, Zwiebel, Knoblauch, Chilischoten, Kurkuma, Kreuzkümmel, Koriander sind unkritisch.

b) Zu den anderen Zutaten:

Pflanzenöl: unkritisch.

Salz: 1 TL Salz entspricht 5 g Salz, das ist laut WHO die komplette empfohlene Tagesration für einen durchschnittlichen Erwachsenen (siehe dazu: „Generelle Tipps" – Salz). Empfehlung: weniger, maximal ½ TL verwenden.

Butterschmalz oder Pflanzenöl: Butterschmalz ist praktisch reines Fett (99,5%) mit einem hohen Cholesterinanteil (280 mg pro 100 g). Es sollte daher nicht häufig bzw. übermäßig verwendet werden. Ein gelegentlicher Konsum in der angegebenen Menge ist unkritisch.

Currypaste: Asiatische Würzpaste auf Basis von Kräutern und Gewürzen. Enthält als Bindemittel Fette und Öle. Ist daher als unproblematisch einzustufen.

Zucker: in der angegebenen Menge (1 TL entspricht 5 g) in Ordnung.

Joghurt: als Milchprodukt ohne Zusatz unkritisch.

c) Zur Beilagen Empfehlung:

Naan ist dem Weißbrot ähnlich und besitzt einen hohen Glykämischen Index (siehe „Der Glykämische Index" in Kapitel 2). Besser wäre es daher, Reis als Beilage, insbesondere Vollkornreis, zu verzehren.

Fazit: Reduzieren Sie die angegebene Salzmenge auf ½ TL. Ansonsten können alle Zutaten wie angegeben verwendet werden. Kann als Beilage zu einem anderen Gericht oder mit einer zweiten Beilage als eigenständiges Gericht serviert werden (siehe auch: „Zur Beilagen Empfehlung").

Gefüllte Polentaknödel

Quelle: www.chefkoch.de - Auf der Website unter Rezepte des Tages (15. Oktober 2015) zu finden

Zutaten: 400 ml Geflügelfond, 80 g Maisgrieß (Polenta), ½ EL Olivenöl, ½ EL Butter, 100 g Mangold, 10 Oliven (schwarz), ½ Schalotte, 50 g Mozzarella, 2 EL Olivenöl, Salz und Pfeffer, Muskat, nach Belieben Maisgrieß (Polenta) zum Wälzen, Öl zum Ausbacken. Empfohlen werden die Knödel als Beilage zur Weihnachtsgans oder als kleine Mahlzeit mit grünem Salat.

Bewertung der Zutaten:

a) Die natürlichen Zutaten Mangold, Oliven, Schalotte, Pfeffer, Muskat sind unkritisch.

b) Zu den anderen Zutaten:

Geflügelfond: Der Fond enthält u.a. Hühnerbrühe, Salz, Zucker, Speisewürze (mit Soja) und Gewürze, eventuell Geschmacksverstärker. Verwenden Sie wegen des darin enthaltenen Salzes,

Zuckers und der Geschmacksverstärker zur Zubereitung des Fonds möglichst wenig Pulver oder Brühwürfel.

Maisgrieß (Polenta): kohlenhydratreich, limitiert die Menge an Knödel, die verzehrt werden sollten.

Olivenöl, Öl: unproblematisch.

Butter: in der angegebenen Menge unproblematisch.

Mozzarella: unproblematisch.

Salz: sparsam verwenden, zumal der Geflügelfond bereits Salz enthält.

c) Zur Beilagen Empfehlung: keine Einschränkung (Weihnachtsgans, grüner Salat).

Fazit: Gehen Sie mit dem Geflügelfond und Salz sparsam um. Ansonsten können alle Zutaten wie angegeben verwendet werden. Kann als Beilage zu einem anderen Gericht oder mit einer zweiten Beilage als eigenständiges Gericht serviert werden (siehe auch: „Zur Beilagen Empfehlung"). Da der Polentaknödel kohlenhydratreich ist, sollte diese Beilage nur gelegentlich verzehrt werden.

Sauerkraut – Salat mit Rote Bete / Rote Rüben

Quelle: www.chefkoch.de - Auf der Website unter Rezepte des Tages (19. Oktober 2015) zu finden

Zutaten: 500 g Sauerkraut, 3 Kugeln Rote Bete (gekocht), 2 Zwiebeln, ½ Bund Schnittlauch, Salz und Pfeffer, etwas Muskat, 3 EL Öl, etwas Zucker, evtl. Kümmel

Bewertung der Zutaten:

a) Die natürlichen Zutaten Rote Bete, Zwiebeln, Schnittlauch, Pfeffer, Muskat, Kümmel sind unkritisch.

b) Zu den anderen Zutaten:

Sauerkraut: durch Milchsäuregärung konservierter Weißkohl – unproblematisch.

Salz: sparsam verwenden.

Öl: unkritisch.

Zucker: auf Zugabe komplett verzichten oder sparsam verwenden (½ TL - 1 TL).

Fazit: Gehen Sie mit Salz oder Zucker sparsam um. Ansonsten können alle Zutaten wie angegeben verwendet werden. Kann als Beilage zu einem anderen Gericht serviert werden.

5) Gemüsegerichte nichtvegetarisch

Gemüsepfanne mit Reis und Putenfleisch

Quelle: www.chefkoch.de - Auf der Website unter Rezepte des Tages (8. August 2015) zu finden

Zutaten: 2 Paprikaschoten, 2 Zucchini, 200 g Erbsen oder Zuckerschoten, 480 g Putenfleisch, 240 g Basmatireis, 500 ml Gemüsebrühe, Salz, Pfeffer, Paprikapulver, 2 TL Pflanzenöl, 1 Mango.

Bewertung der Zutaten:

a) Die natürlichen Zutaten Paprikaschoten, Zucchini, Erbsen oder Zuckerschoten (Erbsensorte), Pute, Pfeffer, Paprika, Mango sind unkritisch.

b) Zu den anderen Zutaten:

Basmatireis: unkritisch. (Anmerkung: Sollte nicht zu oft in der Woche verzehrt werden, da es als kohlenhydratreiche Beilage den Fettabbau in Programmschritt 1 nicht ankurbelt)

Gemüsebrühe: kommerziell erhältliche Gemüsebrühe ist eine Mischung aus Salz, Geschmacksverstärkern (Glutamate), Dextrin, Stärke, Ölen und Aromastoffen. Besser wäre es, die Gemüsebrühe selbst ohne den Zusatz von Geschmacksverstärkern und unter Verwendung von wenig Salz herzustellen. Ansonsten sollten Sie die käuflichen Brühwürfel sparsam bei der Herstellung der Gemüsebrühe verwenden.

Salz: es sollte nicht zusätzlich gesalzen werden (Gemüsebrühe enthält bereits Salz).

Pflanzenöl: unkritisch.

Fazit: Gehen Sie sparsam mit Brühwürfeln bei der Herstellung der Gemüsebrühe um und verwenden Sie sparsam Salz. Ansonsten gibt es keine Einschränkungen hinsichtlich Zubereitung oder Verzehr. Das Gericht kann in beliebiger Menge bis zur Sättigung verzehrt werden. Denken Sie aber daran, aufgrund der Empfehlungen zur Ernährungspyramide nicht täglich Fleischgerichte zu verzehren.

Gemüse: Asiatische Gemüse-Wok

Quelle: www.kochbar.de - Auf der Website unter Gerichtekategorie –
„Pfannengerichte" (oder Stichwortsuche)

Zutaten: 1 Möhre, 0,5 Paprika (gelb), 0,5 Paprika (rot), 0,5 Paprika (grün), 0,5 Zucchini, 1 Lauchzwiebel, 50 g durchwachsener Bauchspeck, Öl, Sojasauce, Ingwer (gemahlen), Knoblauch (gemahlen), 0,5 rote Chili, 15 g Mu-Err-Pilze[1] (eingeweicht).

[1] „Mu-Err Pilze" sind chinesische Morcheln

Bewertung der Zutaten:

a) Die natürlichen Zutaten Möhre, Paprika, Zucchini, Lauchzwiebel, Bauchspeck, Ingwer, Knoblauch, Chili, Mu-Err-Pilze sind unkritisch.

b) Zu den anderen Zutaten:

Öl: unkritisch.

Sojasauce: wegen des darin enthaltenen Salzes und dem Geschmacksverstärker Glutamat sollten Sie Sojasauce sparsam verwenden. Details dazu finden Sie unter „Generelle Tipps" - Ketchup, Mayonnaise & Saucen. Lassen Sie die Sauce daher entweder weg oder verwenden Sie diese sparsam (z.B. 1 TL).

Fazit: Gehen Sie sparsam mit der Sojasauce um. Ansonsten gibt es keine Einschränkungen hinsichtlich Zubereitung oder Verzehr. Das Gericht kann in beliebiger Menge bis zur Sättigung verzehrt werden.

6) Vegetarische Gerichte

Generelle Anmerkung: Auf Gemüse basierende Gerichte können häufig verzehrt werden, da sie viele Ballaststoffe enthalten und die enthaltenen Kohlenhydrate einen niedrigen Glykämischen Index haben, d.h. nur langsam den Blutzuckerspiegel erhöhen. Gerichte, die dagegen überwiegend auf Teigwaren wie z.B. Nudeln oder Spätzle beruhen, sollten aufgrund des hohen Anteils an Kohlenhydraten und des höheren Glykämischen Indexes nur gelegentlich verzehrt werden (siehe „Der Glykämische Index" in Kapitel 2).

Ofenkartoffeln mit frischen Kräutern

Quelle: www.chefkoch.de – Auf Website unter Ernährungskonzepte: „Vegetarisch" (oder Stichwortsuche)

Zutaten: 4 große Kartoffeln, Olivenöl, Salz, Kräuter (frisch).

Bewertung der Zutaten:

a) Die natürlichen Zutaten Kartoffeln und Kräuter sind unkritisch.

b) Zu den anderen Zutaten:

Olivenöl: wie Oliven als unkritisch einzustufen.

Salz: sparsam verwenden.

Fazit: Es gibt keine Einschränkungen hinsichtlich Zubereitung oder Verzehr, solange Sie in Maßen salzen. Nichtvegetarier können die Ofenkartoffeln auch als Beilage verwenden.

Italienischer Nudelsalat mit Rucola und getrockneten Tomaten

Quelle: www.chefkoch.de – Auf Website unter Ernährungskonzepte: „Vegetarisch" (oder Stichwortsuche)

Zutaten: 500 g Nudeln, 200 g Cocktailtomaten, 1 Bund Rucola, 1 Glas Tomaten (getrocknet in Öl), 1 kl. Glas Oliven, 1 Beutel Pinienkerne, 50 g Parmesan, Olivenöl, Öl von den Tomaten, Balsamicoessig, etwas Senf oder Ketchup, 1 Zwiebel, 1 Knoblauchzehe, Salz und Pfeffer. Empfohlen wird zum Gericht frisches Ciabatta-Brot und ein Rotwein.

Bewertung der Zutaten:

a) Die natürlichen Zutaten Cocktailtomaten, Rucola, Oliven, Pinienkerne, Zwiebel, Knoblauch und Pfeffer sind unkritisch.

b) Zu den anderen Zutaten:

Nudeln: Aufgrund des Kohlenhydratgehalts sollten Nudeln nur gelegentlich verzehrt werden. Vollkornnudeln werden bevorzugt.

Tomaten getrocknet in Öl: Typische Zutaten sind - neben den Tomaten - Essig, Salz, pflanzliche Öle und Kräuter. Aufgrund des Salzgehalts sollte nicht mehr zusätzlich gesalzen werden.

Parmesan: als Milchprodukt unproblematisch.

Olivenöl: wie Oliven als unkritisch einzustufen.

Öl von den Tomaten: aufgrund des Salzzusatzes besser nicht verwenden (siehe Hinweis weiter oben bei „Tomaten getrocknet in Öl"), stattdessen den Anteil an Olivenöl erhöhen.

Balsamicoessig: unproblematisch.

Senf, Ketchup: mittelscharfer oder scharfer Senf ist unproblematisch, Ketchup sollten Sie wegen des hohen Zuckergehalts nicht verwenden.

Salz: kein zusätzliches Salz verwenden.

c) Zur Beilagen Empfehlung:

Ciabatta-Brot: Dieses Brot besitzt als Weißbrot einen hohen Glykämischen Index (siehe „Der Glykämische Index" in Kapitel 2).

Besser wäre es daher, eine Vollkornvariante wie ein Körnerbrot zu verzehren. Generell gilt aber: in Programmschritt 1 mit Brot geizen! (Siehe auch „Generelle Tipps" - Brot & Brötchen).

Rotwein: mäßig konsumieren oder stattdessen Mineralwasser trinken.

Fazit: Verwenden Sie statt des Öls aus dem Glas der Tomaten mehr Olivenöl, geben Sie kein zusätzliches Salz hinzu, nehmen Sie Senf statt Ketchup. Ansonsten können alle Zutaten wie angegeben verwendet werden (empfohlen wird Vollkornnudeln zu verwenden). Der Nudelsalat sollte nicht übermäßig verzehrt werden (Kohlenhydrate). Das Gericht eignet sich nur zum gelegentlichen Verzehr. Zu den Beilagen: siehe Empfehlung.

Gemüseeintopf

Quelle: www.kochbar.de - Auf der Website unter Spezielles – „Vegetarisch" zu finden (oder Stichwortsuche)

Zutaten: 240 g Kichererbsen (Konserve), 200 g Paprika, 1 Aubergine, 3 Tomaten, 2 Knoblauchzehen, Basilikumblätter, 5 EL Olivenöl, Salz, Pfeffer, 500 ml Gemüsebrühe, 1 EL Weinessig.

Bewertung der Zutaten:

a) Die natürlichen Zutaten Kichererbsen, Paprika, Aubergine, Tomaten, Knoblauch, Basilikum, Pfeffer sind unkritisch.

b) Zu den anderen Zutaten:

Olivenöl: wie Oliven als unkritisch einzustufen.

Salz: sparsam verwenden.

Gemüsebrühe: kommerziell erhältliche Gemüsebrühe ist eine Mischung aus Salz, Geschmacksverstärkern (Glutamate), Dextrin, Stärke, Ölen und Aromastoffen. Besser wäre es, die Gemüsebrühe selbst ohne den Zusatz von Geschmacksverstärkern und unter Verwendung von wenig Salz herzustellen. Ansonsten sollten Sie die käuflichen Brühwürfel sparsam bei der Herstellung der Gemüsebrühe verwenden.

Weinessig: in der angegebenen Menge unproblematisch.

Fazit: Gehen Sie sparsam mit Brühwürfeln bei der Herstellung der Gemüsebrühe um und verwenden Sie sparsam Salz. Ansonsten gibt es keine Einschränkungen hinsichtlich Zubereitung oder Verzehr.

7) Backrezepte

Generelle Anmerkung: Backrezepte für Gebäck oder Kuchen sind ein schwieriges Terrain, da sie in der Regel reichlich Zucker als Zutat verwenden und im Wesentlichen aus ballaststoffarmen Kohlenhydraten bestehen (Details dazu finden Sie unter „Generelle Tipps" – Backwaren & Kuchen). Hier ist also Vorsicht geboten!

Apfelkuchen mit Streuseln

Kritische Bestandteile: 150 g Zucker, 250 g Mehl alleine für den Teig. Daher nicht empfehlenswert!

Rhabarberkuchen

Kritische Bestandteile: 200 g Zucker, 250 g Mehl alleine für den Teig. Daher nicht empfehlenswert!

Käsekuchen

Kritische Bestandteile: 250 g Zucker, 250 g Mehl. Daher nicht empfehlenswert!

Pflaumen-Schneckchen

Kritische Bestandteile: 100 g Zucker, 500 g Mehl, 250 g Johannisbeergelee, 2 EL Hagelzucker. Daher nicht empfehlenswert!

Lebkuchen

Kritische Bestandteile: 500 g Zucker, 1 Packung Orangeat[1], 1 Packung Zitronat[1], Schokolade zum Anstreichen. Daher nicht empfehlenswert!

[1] Orangeat und Zitronat sind kandierte Fruchtprodukte mit einem Zuckergehalt von mindestens 65%

Gefüllter Pfannkuchen

Quelle: www.kochbar.de - Auf der Website unter Anlässe – „Kaffee & Kuchen" zu finden (oder Stichwortsuche)

Zutaten: 1 Ei, 1 EL Mehl, Salz, geriebene Muskatnuss, 1 TL Öl, 2 EL Frischkäse, 50 ml Wasser, 150 g Apfel, 1 TL Zitronensaft, 1 TL Honig, Zimt, 1 TL Puderzucker.

Bewertung der Zutaten:

a) Die natürlichen Zutaten Ei, Muskatnuss, Wasser, Apfel, Zimt sind unkritisch.

b) Zu den anderen Zutaten:

Öl, Frischkäse: unproblematisch.

Zitronensaft: frisch am besten, aber auch der käuflich erhältliche Zitronensaft ist unproblematisch (enthält nur ca. 3% Einfachzucker, meist Fruchtzucker).

Mehl und Salz: ist in diesen geringen Mengen kein Problem.

Honig und Puderzucker: sind wie Zucker zu bewerten. Diese Mengen limitieren also den Verzehr des Pfannkuchens. 1 TL Honig (ca. 8 g) und 1 TL Puderzucker (ca. 5 g) entsprechen etwa 13 g Haushaltszucker. Empfehlung: Honig und Puderzucker auf jeweils 2/3 der empfohlenen Menge leicht reduzieren, die TL also bei der Zubereitung nicht völlig entleeren. Nicht mehr als einen Pfannkuchen essen.

Fazit: Die zuckerähnlichen Zutaten Honig und Puderzucker begrenzen den Verzehr. Der Pfannkuchen sollte daher nicht in beliebiger Menge verspeist werden. Maximal 1 Stück pro Person und Woche (nicht täglich essen!).

8) Dessert

Generelle Anmerkung: Desserts enthalten oft reichlich Zucker und wenig ballaststoffhaltige Kohlenhydrate (Details dazu finden Sie unter „Generelle Tipps" – Backwaren & Kuchen). Hier ist also Vorsicht geboten!

Kaiserschmarrn

Kritische Bestandteile: 80 g Zucker. Daher nicht empfehlenswert!

Crème brulée

Kritische Bestandteile: 85 g Zucker. Daher nicht empfehlenswert!

Birnen in Rotwein an Vanilleeis

Kritische Bestandteile: 3 EL Zucker, 2 Kugeln Vanilleeis, 200 ml Rotwein. Daher nicht empfehlenswert!

Kirschcappuccino

Kritische Bestandteile: 6 Löffelbiskuits, 2 EL Honig, 50 g Marzipan, Zucker zum Karamellisieren. Daher nicht empfehlenswert!

Crêpes

Quelle: www.chefkoch.de - Auf der Website unter Kategorien / Menüart: „Dessert" (oder Stichwortsuche)

Zutaten: 250 g Mehl, 500 ml Milch, 1 Prise Salz, 1 EL Vanillezucker, 4 Eier, 1 EL Cognac, 50 g Butter. Empfehlung: Je nach Wunsch können die Crêpes mit Marmelade, Zucker, Zimt, Käse, Schinken belegt werden.

Bewertung der Zutaten:

a) Die natürlichen Zutaten Milch und Ei sind im Prinzip unkritisch. 4 Eier enthalten allerdings reichlich Cholesterin, sollten daher im wöchentlichen Speiseplan in dieser Häufung die Ausnahme bleiben (ca. 350 mg Cholesterin pro 100 g Ei).

b) Zu den anderen Zutaten:

Mehl: in Programmschritt 1 nicht optimal, das Gericht sollte daher nur selten verzehrt werden. (Hier wird das Gericht nur deswegen nicht verworfen, weil es im Vergleich zu den anderen Desserts keinen so hohen Anteil an Zucker aufweist)

Salz: ist in dieser geringen Menge kein Problem.

Vanillezucker: Echter „Vanillezucker" ist Haushaltszucker mit Vanillemark gemischt, „Vanillinzucker" ist dagegen Haushaltszucker, der lediglich Vanillin-Aroma enthält. Beides ist wegen des Zuckers bedenklich und limitiert daher den Verzehr.

Cognac: wegen des Gehalts an einfachen Kohlenhydraten in Programmschritt 1 nicht optimal.

Butter: wird aufgrund des sehr hohen Fettgehaltes (ca. 82% Fett) nur zur gelegentlichen Verwendung beim Kochen empfohlen. Beachten Sie, dass auch Butter reichlich Cholesterin enthält (ca. 200 mg Cholesterin pro 100 g Butter).

c) Zur Empfehlung für den Belag:

Marmelade und Zucker sollten Sie nicht verwenden. Gegen Zimt, Käse oder Schinken spricht dagegen nichts.

Fazit: Der Anteil an Vanillezucker, Cognac und der Hauptbestandteil Mehl sowie die Verwendung von viel Butter begrenzen den Verzehr. Die Crêpes sollten daher nur selten verspeist werden. Maximal 1 Zubereitung pro Person alle 2-4 Wochen (nicht täglich essen!). Und beachten Sie bitte: Essen Sie an den nachfolgenden Tagen nicht direkt weiteren Gerichte, die Eier, Eierspeisen oder Butter enthalten (wegen des Cholesteringehalts).

Fallbeispiel „Am Imbiss-Stand"

Es gibt Situationen, in denen man in einer kurzen Pause schnell etwas essen möchte und es zeitlich gesehen nur zu einem in der Nähe gelegenen Imbiss-Stand reicht. Snacks, die in Bäckereien oder Metzgereien verfügbar sind, werden hier auch berücksichtigt.

In diesem Kapitel wird gezeigt, welcher Imbiss weniger kritisch als ein anderer ist. Unterschieden wird nach den Kategorien „**Kritisch**", „**Weniger Kritisch**", „**Besser**" und „**Am besten**". Versuchen Sie einen Imbiss auszuwählen, der mindestens in die Kategorie „Besser" fällt.

Eine Grundregel ist es, in erster Linie auf Zucker, Salz und Geschmacksverstärker zu verzichten. Der Fettanteil in den Speisen ist dagegen weit weniger problematisch.

Ungesund ist aber der Anteil an Transfettsäuren, der sich in billigen, durch Härtung von pflanzlichen Ölen, industriell hergestellten Fetten und Ölen befindet. Beim Frittieren in billigen Ölen gelangen diese Transfettsäuren in Lebensmittel wie z.B. Pommes Frites.

Wichtig ist auch die Wahl der Getränke. Es nützt nichts, wenn Sie bei den Speisen Acht geben und gleichzeitig einen süßen Softdrink zu sich nehmen. Wählen Sie als Getränk ein Mineralwasser aus, dann machen Sie nichts falsch! Weniger empfehlenswert, aber kein Problem bei gelegentlichem Konsum in Maßen (0,2 Liter) ist ein Schorle (Fruchtsaft und Mineralwasser 1:1).

Hinweis: Wenn im Folgenden von „Senf" gesprochen wird, dann ist mittelscharfer oder scharfer Senf mit einem geringen Zuckergehalt (1-3%) gemeint. Süßen Senf gilt es, aufgrund des hohen Zucker-gehalts (ca. 20%) zu meiden.

Beispiel 1: Klassische Imbissbude

Hier lauern süße Saucen (Currysauce, Ketchup) und sehr salzige Produkte (Pommes). Zum Teil enthalten die Produkte auch Geschmacksverstärker. Frittierte Produkte (Pommes) enthalten zudem ungesunde Transfettsäuren. Nehmen Sie möglichst wenig an Weißbrot oder hellen Brötchen als Beilage zu sich (hoher Glykämischer Index) - weniger kritisch sind Vollkorn-Varianten, sofern diese angeboten werden.

Kritisch:	Currywurst mit Pommes und Ketchup / Mayonnaise
	Currywurst mit Sauce und Brötchen
	Hotdog mit Ketchup oder süßer Sauce
Weniger kritisch:	Hotdog mit Senf
	Halbes Hähnchen mit Brötchen (ohne Pommes)
	Bratwurst in Brötchen mit Senf
Besser:	Bratwurst mit Senf (ohne Brötchen)
	Frikadelle mit Senf (ohne Brötchen)
	Schnitzel mit Salat
	Grünkohl mit Würstchen („Pinkel")
Am besten:	Halbes Hähnchen (ohne Brötchen oder Pommes)

Beispiel 2: Bäckerei

Hier lauern Süßigkeiten und Backwaren mit einem hohen Glykämischen Index (wie z.B. Weißbrot, Croissants, Brezeln). Verzichten Sie bei belegten Brötchen auf Mayonnaise oder Remouladen (gewürzte Mayonnaise) als zusätzlichen Aufstrich.

Kritisch:	Süßwaren (Berliner, Donut, Muffin, Nussteilchen, Gebäck, Kuchen)
Weniger kritisch:	Croissant, Brezel

Weniger kritisch:	Belegtes Brötchen (mit Ei, Wurst, Käse oder Fleisch belegt)
Besser:	Belegtes Vollkornbrötchen (Belag wie zuvor)

Beispiel 3: Metzgerei

Weniger problematisch, solange die Gerichte ohne oder mit wenig Weißbrot verzehrt werden.

Besser:	Leberkäse mit Senf
	Frikadelle mit Senf
	Wurstsalat (mit / ohne Käse)

Beispiel 4: Andere Schnellgerichte

Hier lauern gehaltvolle Saucen, Geschmacksverstärker (z.B. in asiatischen Saucen), Teigwaren und Brote mit hohem Glykämischen Index (weiche Nudeln, Pizzabrot, Fladenbrot) sowie Gerichte mit einem hohen Salzgehalt.

Dönersaucen und Tzatziki sind, sofern sie am Imbiss-Stand bzw. im Schnellrestaurant frisch zubereitet werden und keine Geschmacks-verstärker und keinen Zuckerzusatz enthalten, kein Problem.

Süße und salzige Saucen (wie z.B. Süßsauer Sauce oder Sojasauce) sollten Sie dagegen auf jeden Fall meiden und auch nicht in kleinen Mengen verzehren.

Kritisch:	Nudeln oder Spätzle mit schweren Saucen
	Burger (mit Geschmacksverstärkern)
	Pommes mit Ketchup / Mayonnaise
	Chicken-Nuggets mit Ketchup / Dip
	Pfannenkuchen / Crêpes mit süßer Beilage (z.B. Zucker / Zimt)

Weniger kritisch:	Pizza (normaler Boden)
	Döner mit Sauce im Fladenbrot
	Asiatische Nudelgerichte
	Pfannenkuchen / Crêpes mit Wurst oder Käse als Beilage
	Flammkuchen
	Brötchen oder Sandwich mit Schnitzel, Käse oder Wurst
Besser:	Vollkornbrötchen mit Schnitzel oder Steaks
	Vollkornsandwich mit Salaten, Käse, Wurst (ohne cremige Saucen)
	Burger (hausgemacht, keine süße Saucen / Geschmacksverstärker)
	Pizza mit sehr dünnem Boden
	Gyros mit Tzatziki (frisch, ohne Zuckerzusatz / Geschmacksverstärker)
	Chickenwings / Hähnchenflügel (ohne Ketchup oder Dips)
	Döner-Teller mit Sauce (frisch) und wenig Fladenbrot
	Gemüsegerichte
	Chicken-Nuggets (ohne Ketchup oder Dip)
Am besten:	Wok-Gemüse frisch (ohne Sojasauce)

Fallbeispiel „In der Kantine"

Vielleicht arbeiten Sie in einem Unternehmen und Sie gehen regelmäßig in der dazugehörigen Kantine essen oder Sie sind Student und gehen mittags in die Mensa. Auch als Gast können Sie oftmals eine Unternehmenskantine, Werkskantine oder die Kantine einer Behörde nutzen. Einige Kantinen sind nicht nur für die Mitarbeiter, sondern auch für externe Personen geöffnet, um eine bessere Auslastung und Kostendeckung zu erzielen.

Gerade wenn Sie selbst nicht kochen, mittags nur über eine begrenzte Zeit verfügen oder der regelmäßige Gang zum Restaurant zu teuer wird, kann der Besuch einer Kantine in der Nähe sinnvoll sein. Sie erhalten dort in aller Regel ein wesentlich ausgewogeneres Angebot als am Imbiss-Stand um die Ecke. Prüfen Sie einfach, ob sich die Kantine einer Firma oder einer Behörde in Ihrer Nähe befindet, und diese Kantine auch für Sie zugänglich ist.

Die Auswahl des Essens in der Kantine oder Mensa erfolgt nach einem vierstufigen Prinzip:

1. Auswahl des Hauptgerichtes
2. Auswahl der Beilagen
3. Auswahl der Getränke
4. Möglichkeit, bestimmte Komponenten nicht oder nicht vollständig zu verzehren

Oftmals wird übersehen, dass Sie über die Auswahlmöglichkeit (4) ebenfalls einen ganz deutlichen Einfluss nehmen können. Wenn mit dem Hauptgericht beispielsweise eine schwere Sauce mit auf den Teller kommt, dann zwingt Sie niemand, diese Sauce ganz aufzuessen. Ähnliches gilt für weniger gesunde Beilagen.

Viele Gerichte lassen sich gerade durch den Verzicht auf solche Saucen, dazu zählt im Übrigen auch Ketchup, deutlich „entschärfen". Und Sie üben gleichzeitig die Disziplin. Auf einen ungesunden Bestandteil der Nahrung, der direkt vor Ihrer Nase auf dem Teller liegt, zu verzichten ist noch besser als gar nicht vor der „Versuchung" zu stehen (abgesehen von der Verschwendung des Essens natürlich).

Auswahl Gerichte / Beilagen

Für das Fallbeispiel wurde der original Speiseplan einer behördlichen Kantine ausgewählt. Der Speiseplan wird für drei Tage vorgestellt und nach der Auflistung der Gerichte wird erläutert, wie Sie bei der Auswahl am besten vorgehen können. Zu jedem Gericht sind [in eckiger Klammer] Anmerkungen dazugeschrieben, um die Auswahl verständlich zu machen.

Montag:

Menü 1: Hackfleisch-Kartoffelsuppe mit Karotten, Lauch, Sahne und mit Schmelzkäse verfeinert.
[Gegen die Bestandteile spricht nichts]

Menü 2: Spaghetti Bolognaise mit geriebenem Käse, dazu einen kleinen Salat vom Buffet, Fruchtjoghurtdessert oder kleines Getränk.
[Nudelgerichte sollten in Schritt 1 gemieden werden. Fruchtjoghurtdessert enthält sicherlich Zucker]

Menü 3: „Jägerschnitzel" - Schweineschnitzel paniert und gebraten an einer hellen Pilzrahmsauce, dazu Erbsen-Möhrengemüse oder einen frischen Salat vom Buffet und wahlweise Pommes Frites oder Petersilienkartoffeln, Fruchtjoghurtdessert oder kleines Getränk.
[Sauce ist kritisch, Pommes Frites und Fruchtjoghurtdessert sollten gemieden werden]

Menü 4 (vegetarisch): Vegetarische Frühlingsrolle im Backofen gebacken an einer leichten Fruchtcurryrahmsauce und Gemüsereis, dazu einen frischen Salat vom Buffet, Fruchtjoghurtdessert oder kleines Getränk.
[Sauce ist vermutlich kritisch, Fruchtjoghurt sollte gemieden werden]

Wochensondergericht: Chicken Wings an hausgemachter fruchtiger Barbecuesauce mit Pommes Frites, dazu einen frischen Salat vom Buffet, Tagesdessert oder kleines Getränk.
[Barbecuesauce und Pommes Frites sollten gemieden werden]

Empfehlung: Sie können aus drei Gerichten auswählen: Menü 1 (Suppe), Menü 3 (Schnitzel) mit Petersilienkartoffeln statt Pommes Frites, Verzicht auf Joghurtdessert und bei sparsamen Umgang mit der Pilzrahmsauce, Menü 4 (Frühlingsrolle) bei Verzicht auf Joghurtdessert und sparsamen Umgang mit der Currysauce.

Menü 1: Leberkäse gebraten auf Schwarzbrot mit einem Spiegelei und einer Salatbeilage.
[Gegen die Bestandteile spricht nichts]

Menü 2: Frischer deftiger Erbseneintopf mit Fleisch- und Gemüseeinlage, dazu eine Koch- oder Bockwurst, ein Brötchen, Kokos-Vanillequarkdessert mit Früchten oder kleines Getränk.
[Das -vermutlich helle- Brötchen ist nicht optimal, aber bei gelegentlichem Verzehr auch nicht kritisch. Kokos-Vanillequarkdessert enthält sicherlich Zucker]

Menü 3: Frisches Fischfilet vom Seelachs wahlweise in einer Knusperpanade oder mehliert gebraten, an einer leichten Zitronen-Hollandaise, dazu Brokkoligemüse oder einen frischen Salat vom Buffet und Salzkartoffeln, Kokos-Vanillequarkdessert mit Früchten oder kleines Getränk.
[Sauce ist kritisch, Quarkdessert sollte gemieden werden]

Menü 4 (vegetarisch): Sojabratwurst an Currysauce und Pommes Frites und einen frischen Salat vom Buffet, Kokos-Vanillequarkdessert mit Früchten oder kleines Getränk.
[Currysauce und Pommes Frites sollten gemieden werden]

Wochensondergericht: wie am Montag beschrieben

Empfehlung: Sie können aus drei Gerichten auswählen: Menü 1 (Leberkäse), Menü 2 (Erbseneintopf) bei Verzicht auf das Quarkdessert, Menü 3 (Seelachs) bei Verzicht auf Quarkdessert und sparsamen Umgang mit der Sauce Hollandaise.

Hinweis: Sollten Sie am Vortag (Montag) ein Fleischgericht ausgewählt haben (Suppe oder Schnitzel), dann wäre am heutigen Tag das Menü 3 mit Seelachs laut Ernährungspyramide die beste Wahl. Der tägliche Konsum von Fleisch oder Wurstwaren schleicht sich bei der Auswahl in der Kantine leicht ein, ist aber nicht empfehlenswert!

Menü 1: Chicken Nuggets mit Nudel-Mandarinensalat.
[Gegen die Bestandteile spricht nichts]

Menü 2: Hacksteak nach Holsteiner Art mit Spiegelei und Kartoffelpüree, dazu Rote Beete Salat, Vanillepudding mit Schokoladen-
sauce oder kleines Getränk.
[Kartoffelpüree ist als Kohlenhydratquelle nicht optimal, bei gelegentlichem Verzehr nicht kritisch. Der Pudding sollte gemieden werden]

Menü 3: Oldenburger Grünkohl mit Kasslernacken, Koch- und
Pinkelwurst sowie Salzkartoffeln, Vanillepudding mit Schokoladen-
sauce oder kleines Getränk.
[Der Pudding sollte gemieden werden]

Menü 4 (vegetarisch): Grünkohlauflauf – Grünkohl mit gerösteten
Sonnenblumenkernen, Kartoffeln und Balkankäse überbacken, dazu
einen frischen Salat vom Buffet, Vanillepudding mit Schokoladen-
sauce oder kleines Getränk.
[Der Pudding sollte gemieden werden]

Wochensondergericht: wie am Montag beschrieben

Empfehlung: Sie können aus vier Gerichten auswählen: Menü 1
(Chicken Nuggets), Menü 2 (Hacksteak) bei Verzicht auf den
Pudding, Menü 3 (Grünkohl) bei Verzicht auf Pudding und Menü 4
(Grünkohlauflauf) bei Verzicht auf Pudding.

Hinweis: Haben Sie am Montag ein Fleischgericht verzehrt, am
Dienstag das Fischgericht, dann wäre heute das vegetarische
Gericht eigentlich die beste Wahl. Wechseln Sie ab!

Salattheke

An der Salattheke können Sie ohne Probleme neben frischen Salaten, Gemüse (z.B. Karotten), Hülsenfrüchten (z.B. Erbsen) und Getreideprodukten (z.B. Mais, Reis) auch Oliven, Schafskäse oder Nüsse, Samen verwenden. Vermeiden sollten Sie dagegen zubereitete „Salate" wie Nudelsalate, Wurstsalate und Reiszubereitungen. Auch bei Croûtons, angebratenen Brotstückchen und Weißbrot als Beilage ist Vorsicht angebracht. Besser wäre es, wenn Sie ein körnerhaltiges Brot auswählen, sofern dies angeboten wird, und auch davon nur wenig verzehren.

Beim Salatdressing ist es, wie unter „Generelle Tipps - Dressing" bereits aufgeführt, ganz klar das Beste, Essig und Öl direkt aus der Flasche über den Salat zu geben. Falls neben dem Salatbuffet nur fertige Dressings angeboten werden, greifen Sie zu einer klassischen „Essig/Öl-Mischung (Vinaigrette)".

Getränke

Am besten ist es, Mineralwasser zu trinken. Zweite Wahl sind Fruchtsaftschorle und alkoholfreies Bier. Kaffee und Tee sind unkritisch, sofern Sie diese nicht oder wenig süßen.

Fallbeispiel „Im Restaurant"

Die Auswahl erfolgt, soweit Sie Einfluss darauf nehmen können, nach einem dreistufigen Prinzip:

1. Auswahl des Restaurants
2. Zusammenstellung des Menus und der Getränke
3. Möglichkeit, bestimmte Komponenten nicht oder nicht vollständig zu verzehren

1. Auswahl des Restaurants

Falls Sie das Restaurant selbst auswählen können, prüfen Sie anhand der im Internet vielleicht verfügbaren Speisekarte oder anhand der weiter unten aufgeführten typischen Beispiele für die Restaurantkategorie, welche Speisen Ihnen zusagen und ob diese auch empfohlen werden (Kategorie „Besser" oder „Am besten").

2. Zusammenstellung des Menus und der Getränke

Wählen Sie Gerichte aus, welche unkritisch sind. Wenn Sie sich dieses Fallbeispiel inklusive der weiter unten stehenden Restaurant-Beispiele angesehen haben und auch die „Generellen Tipps" und das „Fallbeispiel: Im Supermarkt" (Kapitel 4) gelesen haben, dann wissen Sie, worauf es ankommt. Sie können dann spontan und ohne Vorbereitung in einem beliebigen Restaurant eine Entscheidung treffen!

Gerichte, welche in die Kategorie „Kritisch" oder „Weniger Kritisch" fallen, können Sie oftmals durch einen Austausch der Beilagen (z.B. Pommes oder Kartoffelchips gegen Gemüse, Salat, Kartoffelecken oder eine Folienkartoffel) und das Weglassen von süßen oder salzigen Saucen (Ketchup, Süßsauer Saucen, Sojasaucen, Barbecue Saucen) sowie von cremigen Salatdressings (wählen Sie stattdessen Essig / Öl) „entschärfen".

Achten Sie neben den Speisen auch auf die Getränke. Am besten ist es, Mineralwasser zu trinken. Zweite Wahl sind Fruchtsaftschorle und alkoholfreies Bier. Kaffee und Tee sind unkritisch, sofern Sie diese nicht oder wenig süßen.

3. Möglichkeit, bestimmte Komponenten nicht oder nicht vollständig zu verzehren

Manchmal werden bestimmte Saucen oder Beilagen einfach zu einem Gericht serviert. Dies kann z.B. eine Sauce Bearnaise zu einem Steak sein. Vielleicht erhalten Sie Weißbrot und eine Auswahl an Saucen zum Dippen gleich als Begrüßung, wenn Sie am Tisch Platz nehmen. Oder Sie erhalten ein paar Snacks an der Theke, wenn Sie noch auf einen Tisch warten müssen.

Helle Brote mit einem hohen Glykämischen Index? Schwere Saucen mit Zucker, Salz, Geschmacksverstärkern oder übermäßig fett? Gesalzene Nüsse zum Knabbern? Sie haben schon in den vorangegangenen Kapiteln gelesen, dass Sie diese Nahrungsmittel meiden sollten. Der Tipp lautet daher: genießen Sie in Maßen. Seien Sie sich bewusst, wenn Sie zu etwas Ungesundem greifen, dass Sie nicht zu viel davon essen sollten.

Probieren Sie die schwere Sauce, aber lassen Sie den größten Teil davon einfach auf dem Teller zurück. Essen Sie nur ein oder zwei kleine Scheiben von dem Weißbrot, nicht den ganzen Brotkorb. Nehmen Sie ganz wenig, wenn Sie die gesalzenen Nüsse probieren. Niemand zwingt Sie, gleich die ganze Schale zu leeren.

Ähnliches gilt auch für Getränke. Sollten Sie zu den Speisen Wein trinken, dann bestellen Sie Mineralwasser dazu und achten Sie darauf, dass Sie Ihr Weinglas nur langsam leeren und öfters zum Wasser greifen. Sind Sie auf ein Glas Sekt eingeladen, dann trinken Sie langsam und verzichten Sie auf ein Nachfüllen des Glases.

Der Tipp ist es, bewusst aber unverkrampft mit ungesunden Lebensmitteln umzugehen. **Vermeiden** sollten Sie folgende **Verhaltensmuster**:

- **„Jetzt oder nie"**: Sie nehmen den Besuch im Restaurant als einen Vorwand, ungesunde Speisen in vollen Zügen zu konsumieren. Wenn Sie das machen, stimmt etwas nicht. Sie sind dann vielleicht noch zuckersüchtig oder knabbern an einem anderen Problem, das Sie angehen sollten.
- **„Führe mich nicht in Versuchung"**: Sie tasten die ungesunden Speisen auf keinen Fall an, weil Sie eine panische Angst davor haben, dass Sie nicht widerstehen können. Auch dies ist langfristig keine sinnvolle Strategie. Wenn Sie sich gesund

ernähren, dann gibt es kein Verlangen des Körpers nach übermäßig Zucker, Salz oder Fett.

Beispiele:

In den folgenden Abschnitten wird gezeigt, welche Speisen Sie in welchem Restaurant bevorzugen sollten. Unterschieden wird nach den Kategorien „**Kritisch**", „**Weniger Kritisch**", „**Besser**" und „**Am besten**". Versuchen Sie eine Speise auszuwählen, die mindestens in die Kategorie „Besser" fällt. Die Beispiele für Speisen sind anhand von original Speisekarten typischer Gaststätten ausgewählt worden.

<u>Arabisches Restaurant</u>

Hier sollten Sie auf Desserts in der Regel gänzlich verzichten, da diese oft wahre Zuckerbomben sind. Ansonsten finden Sie bei den Vorspeisen und Hauptspeisen normalerweise eine große Auswahl an gesunden Gerichten. Für dieses Beispiel wurde die Speisekarte eines marokkanischen Restaurants verwendet.

Vorspeisen:

- „Weniger kritisch" sind Couscous (enthält Hartweizengrieß) und Reisgerichte
- „Besser" sind Suppen (Linsensuppe, Erbsensuppe) und Gemüse-Gerichte (gegrillte Paprika / Auberginen, gekochte Möhren / Kartoffeln, Bohnen oder Spinat), Garnelen, Calamaris oder Salate (ohne Reis)
- Auch Vorspeisen im Fladenbrot (z.B. Yufka) sind in der Regel unproblematisch („Besser"), da das Fladenbrot dünn ist.

Hauptspeisen:

„Weniger kritisch"	Couscous mit Gemüse oder Fleisch
„Besser"	Gerichte aus Lehmkochtopf (Tajin) mit Gemüse oder Fleisch
	Fleisch-Spieße vom Grill (Hähnchen, Lamm, Rinderhack, Kalb)
„Am besten"	Fisch (Lachs, Forelle, Sardinen, Gambas, Calamaris oder Fischteller)

Asiatisches / Chinesisches Restaurant

Gehen Sie sehr sparsam mit salzigen, süßen oder süßsauren Saucen um. Vermeiden Sie süße Desserts.

Vorspeisen:

Dim Sum wie z.B. Frühlingsrollen und Teigtaschen (Wan Tan) sind als Vorspeise unkritisch, solange Sie nur sparsam in die dazu gereichten Saucen (z.B. Sojasauce, Süßsauer Sauce) dippen.

Hauptspeisen:

Bevorzugen Sie Gerichte, bei denen die Sauce nicht direkt eingemischt wurde (z.B. Huhn Sichuan Art), sondern separat gereicht wird (z.B. Peking Ente), damit Sie weniger von der Sauce konsumieren können.

„Weniger kritisch"	Ente mit Gemüse und Soja-Mehl-Sauce
	Huhn Sichuan Art mit Gemüse, Erdnüssen in Sichuan-Sauce
	Reis oder Nudeln gebraten mit Gemüse und Ei
	Fisch oder Garnelen in Teigmantel
„Besser"	Peking Ente[1] (gegrillt) mit Lauchzwiebeln, Gurke und Pfannkuchen
	Rind- und Hühnerfleisch mit Salat, Morcheln, Bambus, Ingwer
	Entenbrust gebacken auf gebratenem Gemüse

[1] Alle dazu gereichten Saucen nur sehr sparsam konsumieren

Deutsches Restaurant

Vermeiden Sie Beilagen wie Pommes Frites und Bratkartoffeln sowie schwere Saucen. Bei den Getränken sind Biere, Weine und Spirituosen zu meiden, ein alkoholfreies Bier in Maßen ist weniger kritisch. Kuchen (z.B. Schokoladenkuchen oder Apfelstrudel) und süße Desserts (z.B. Milchreis) sollten Sie ebenfalls meiden.

Beilagen:

- „Kritisch" sind Pommes Frites und Bratkartoffeln.
- „Besser" sind Kartoffelsalat, Krautsalat, Sauerkraut und Rotkohl.

Hauptspeisen:

„Kritisch"	Wiener Schnitzel mit Bratkartoffeln und Preiselbeeren
	Steak in Weizenbier mariniert, Bratkartoffeln
	Currywurst mit Pommes Frites, Currysauce
„Weniger kritisch"	Kalbsleber mit gebratenen Äpfeln, Kartoffeln und Sauce
	Bratwurst mit Rotkohl, Quetschkartoffeln und Biersauce
	Schlachterplatte
	Kohlroulade mit Specksauce und Salzkartoffeln
	Flammkuchen mit Speck, Zwiebeln und Käse
	Kartoffelsuppe mit Kalbsfleisch
	Linseneintopf mit Wurst
„Besser"	Rinderroulade mit Gurke, Speck, Zwiebeln, Rotkohl, Sauce[1]
	Königsberger Klopse mit Kapernsauce[1], Rote Beete, Kartoffeln
	Wiener Schnitzel mit Salat (ohne Pommes)
	Heringstopf mit Dillkartoffeln
	Bulette / Frikadelle mit Krautsalat und Senf

[1] Saucen nur sehr sparsam verzehren

Französisches Restaurant

Vermeiden Sie Kartoffel-Gratin, Bratkartoffeln als Beilagen sowie schwere Saucen. Als Dessert bietet sich Käse an, vermeiden Sie dagegen die süßen Desserts wie z.B. Creme Brulée, Nougat glacé (Honig-Mandel-Nuss-Parfait), Fruchtsorbet oder Schokoladenkuchen.

Hauptspeisen / Vorspeisen:

„Kritisch"	Entrecôte an Sauce Bernaise und Bratkartoffeln
	Lamm mit Pommes Frites oder Kartoffelgratin
„Weniger kritisch"	Barbarie-Entenkeule mit Steinpilzsauce und Kartoffel-Gratin
	Elsässer Flammkuchen mit Speck, Zwiebeln und Käse
	Fischsuppe mit Mayonnaise, Croûtons und Käse
	Zwiebelsuppe überbacken
„Besser"	Fisch (Zander), Muscheln oder Gambas mit Gemüse oder Reis
	Fischsuppe mit Muscheln und Garnele (ohne Croûtons)
	Geflügelleber mit Himbeervinaigrette[1] auf Blattsalat
	Entenbrust auf Feldsalat
	Weinbergschnecken in Kräuterbutter

[1] Dressing sehr sparsam verzehren

Griechisches Restaurant

Frisches Tzatziki sollte eigentlich keine Geschmackverstärker, Zucker oder übermäßig Salz enthalten und ist daher in gemäßigten Mengen kein Problem.

Vorspeisen:

- „Kritisch" ist Griechische Bruschetta.
- Ansonsten sind Vorspeisen überwiegend zu empfehlen - z.B. gegrilltes Gemüse wie Paprika oder Peperoni, überbackene Käsesorten (Bujurdi), Fetakäse, gefüllte Weinblätter (Dolmadakia), oder Meeresfrüchte wie Muscheln, Kalamaris, Oktopus.

Beilagen:

- „Kritisch" sind Pommes Frites, Chipskartoffeln, Knoblauchbrot.
- „Besser" sind Bohnen, Mediterranes Gemüse, Folienkartoffel (Kräuterbutter dazu ist in Ordnung), Blattspinat, oder Broccoli.

Saucen:

- „Kritisch" sind schwere Saucen wie Pfeffersauce oder Sauce Bearnaise.
- Tzatziki und Ajvar sind in moderaten Mengen kein Problem.

Hauptspeisen:

Hinweis: Die meisten Hauptspeisen (Fleisch, Fisch, Gemüse) sind völlig unproblematisch, solange Sie nicht die „kritischen" Beilagen oder Saucen dazu verwenden. Speisen, die überwiegend auf Kohlenhydraten basieren, wie Nudelgerichte, sollten Sie eher meiden.

„Kritisch"	Gyros mit Tzatziki, Pommes Frites und Salat
	Grillspezialitäten (z.B. Souvlaki) mit Pommes Frites und Salat
„Weniger kritisch"	Spaghetti mit Mediterranem Gemüse
„Besser"	Gyros mit Tzatziki und Salat (ohne Pommes Frites)
	Grillspezialitäten (z.B. Souvlaki) und Salat (ohne Pommes Frites)

„Am besten"   Lachssteak gegrillt mit Gemüse und Salat

Fischplatte (Scampi, Kalamaris, Rote Barbe, Sardinen, Gemüse, Salat)

Frischer Fisch (z.B. Seewolf) mit Gemüse und Salat

Griechischer Bauernsalat

Indisches Restaurant

Im indischen Restaurant sollten Sie mit Broten (Tandoori, Naan, Paratha, Pyaz-Ka-Kulcha) sparsam umgehen, Vorspeisen im Teig (z.B. Teigmantel mit Kartoffeln und Erbsen) meiden, sowie auf süße Desserts verzichten.

Vorspeisen / Beilagen:

- „Kritisch" sind Linsenwaffeln (Pappadams)
- „Weniger kritisch" sind frittiertes Fleisch oder Garnelen in einem Teig aus Kicher-Erbsen.
- „Besser" sind eine Linsensuppe, Tomatensuppe, Muscheln und Fleischspieße.

Als Getränk ist Lassi (Joghurtgetränk mit Minze und Gewürzen, süß oder salzig) in Maßen in Ordnung.

Hauptspeisen:

„Weniger kritisch"	Schwarze Linsen in Buttersauce gebraten
	Gemüse der Saison mit Sahnesauce
	Hüttenkäse mit Sahne oder Sauce
	Lammeintöpfe mit Langkornreis
	Hühnchen mit Buttersoße
	Mariniertes Fleisch aus dem Tandoor-Tonofen
„Besser"	Langkornreis mit Fleisch (Lamm, Hühnchen)
	Langkornreis mit Garnelen, Fisch oder Meeresfrüchten
	Fleisch und Kartoffeln in scharfer Sauce (Vindaloo)
„Am besten"	Gelbe Linsen mit Gewürzen
	Okra-Gemüse mit Zwiebeln, Tomaten, Ingwer, Knoblauch
	Blumenkohl und Kartoffeln mit Zwiebeln, Ingwer, Knoblauch

Italienisches Restaurant

Im italienischen Restaurant sollten Sie Nudelgerichte und Pizza meiden. Verzichten Sie auf jeden Fall auf die typisch süßen italienischen Desserts (z.B. Tiramisu, Polenta fritta, Zabaione, Ravioli dolci, Panna cotta, Tartufo). Vorsicht ist auch bei den Saucen geboten, diese sind in der Regel sehr gehaltvoll.

Vorspeisen:

- „Kritisch" ist Bruschetta (geröstetes Brot mit Tomaten, Mozzarella, Basilikum).
- „Besser" sind Rinder Carpaccio[1] oder Thunfisch Carpaccio[1], Vitello Tonnato - Kalbfleischstreifen mit Thunfisch Sauce[1] an Kapern.
- „Am besten" ist Gemischter Salat mit Balsamico Dressing.

Hauptspeisen:

„Kritisch"	Tortelloni, Gnocchi
	Pizza
„Weniger kritisch"	Spaghetti mit Muscheln oder Garnelen
	Spaghetti alla Carbonara
„Besser"	Scaloppine al Limone - Kalbsschnitzel mit Zitronensauce
	Steak vom Grill[1]
	Saltimbocca – Kalbsschnitzel, Schinken, Salbei, Weißweinsauce[1]

[1] Saucen sparsam verzehren

Mexikanisches Restaurant

Hier sollten Sie Nachos unbedingt vermeiden. Gerichte mit Tortillas sollten Sie meiden oder (ähnlich wie Pfannkuchen oder Crêpes) nur selten verzehren, da Teigwaren (Tortilla) auf Weizenmehlbasis einen hohen Glykämischen Index besitzen. Fleisch vom Grill ist hier die beste Wahl. Verzehren Sie die Saucen, die Sie dazu bestellen, in Maßen.

Vorspeisen:

- „Kritisch" sind Nachos (Maistortilla-Chips), mit oder ohne Dips.
- „Besser" sind Gemischte Salate mit Fleisch (z.B. Putenbrut) oder Garnelen.

Beilagen:

- „Kritisch" sind Kartoffelchips und Maistortilla-Chips.

Saucen:

- „Kritisch" sind schwere Saucen mit hohem Zuckeranteil wie z.B. BBQ-Sauce, Mango-Curry-Sauce, Erdnuss-Sauce. Vermeiden Sie diese Saucen.
- „Weniger kritisch" sind schärfere, tendenziell weniger gesüßte Saucen, wie Pfeffersauce oder Chilisauce. Gehen Sie damit sparsam um.
- „Besser" ist Kräuterbutter. Diese enthält einen hohen Anteil an Fett, aber in der Regel wenig Kohlenhydrate (ca. 4%). Davon können Sie normale Mengen verzehren.

Hauptspeisen:

„Kritisch"	Burger mit Tomatensauce & Remoulade und Kartoffelchips
„Weniger kritisch"	Burritos, Enchiladas, Tacos, Quesadillas, Fajitas
„Besser"	Fleisch vom Lavasteingrill / Grill (Steak, Lamm, Pute oder Hähnchen)[1]
	Folienkartoffeln (vegetarisch oder mit Huhn oder Lachs) mit Gemüse, Sauerrahm

[1] Auf Auswahl der Sauce und ggf. davon verzehrte Menge achten (siehe Absatz „Saucen")

Spanisches Restaurant

Hier sollten Sie schwere Saucen oder Marinaden zu Gerichten sowie süße Desserts (Flan, Crema Catalana, Pudding, Eis) meiden.

Da in der Regel mehrere Tapas verzehrt werden, gibt es keine strenge Trennung zwischen Vor- und Hauptspeisen.

Vorspeisen / Hauptspeisen:

„Kritisch"   Brot mit Tomaten, Olivenöl und Knoblauch

Tortillas (Kartoffel-Eier-Kuchen)

Spanische Frikadelle mit Sauce

Frittierte Kartoffelecken (Patatas Bravas) mit Sauce

„Besser"   Gemüse (z.B. Auberginen, Jalapenos)

Salate

Fisch oder Lobster vom Grill

Meeresfrüchte (Gambas, Tintenfisch, Krabben, Krebse)

Schinken (Serrano, Iberisch)

Käse

Steakhaus

Hier sollten Sie schwere Saucen meiden, bei der Auswahl der Beilagen achtgeben (z.B. keine Pommes Frites auswählen) und auf die meist süßen Desserts verzichten.

Vorspeisen:

- „Kritisch" sind Onion Rings, Chicken Wings mit Dips oder Sauce.
- „Besser" sind Salate vom Buffet (Essig / Öl Dressing).

Saucen:

- „Kritisch" sind schwere Saucen mit hohem Zuckeranteil wie z.B. Barbecue Sauce, Sauce Bearnaise, Pfefferrahmsauce, Ketchup oder Caesar-Dressing. Vermeiden Sie diese Saucen.
- „Besser" ist Kräuterbutter oder Aioli. Diese enthalten einen hohen Anteil an Fett, aber in der Regel wenig Kohlenhydrate. Davon können Sie normale Mengen verzehren.

Hauptspeisen:

„Kritisch"	Spareribs mit Pommes Frites und Barbecuesauce
	Steak mit Pommes Frites
„Weniger kritisch"	Steak mit Kartoffelecken oder Knoblauchbrot
„Besser"	Steak mit Gemüse, Hülsenfrüchten oder Salat
	Steak mit Langkorn- und Wildreis

Als Steak können Sie nach Vorliebe Filetsteak, Hüftsteak, Rumpsteak, Rib-Eye-Steak oder T-Bone-Steak auswählen.

Vegetarische Küche

In typisch vegetarischen Restaurants finden Sie eine Vielzahl an Gerichten, die Sie problemlos verzehren können, da die Speisen frisches Gemüse oder andere hochwertige Zutaten beinhalten. Vermeiden Sie aber auch hier kritische Beilagen (z.B. Süßkartoffel-Chips), süße Saucen (z.B. Kokossauce), Kuchen und Desserts.

„Kritisch"	Prinzessbohnen in Kokos-Sauce mit Bananen und Süßkartoffelchips
„Weniger kritisch"	Rosenkohl mit karamellisierten Birnen, Zwiebeln, Weißwein-Senfsauce
	Gebratene Soja-Medaillons in Erdnuss-Sauce mit Gemüse
„Am besten"	Gegrillte Paprika mit Peperoni und Frühlingszwiebeln
	Ofentomaten mit Sojahack, Oliven, Thymian, Sonnenblumenkernen
	Soja-Geschnetzeltes griechischer Art mit Gemüsezwiebeln, Paprika
	Langkornreis mit Frühlingszwiebeln

Fallbeispiel „Essen bei Freunden"

Wenn Sie bei Freunden eingeladen sind, dann wäre es natürlich unhöflich, wenn Sie das Essen mit der Begründung ablehnen, dass es nicht Ihrem neuen Ernährungsplan entspricht. Es gibt immer wieder Situationen, in denen Sie etwas essen werden, was nicht ganz mit den Regeln konform geht. Dies ist kein Problem, solange es die Ausnahme bleibt und Sie trotzdem die Kontrolle behalten.

Achten Sie einfach darauf, die Menge an Kohlenhydraten zu reduzieren. Essen Sie mehr Fleisch, Fisch, Gemüse, Obst, Salat, Wurst oder Käse, sofern Sie auswählen können. Ballaststoffe, Eiweiß und Fett sind kein Problem für Ihre Ernährung. Gehen Sie möglichst sparsam mit Brot, Nudeln oder anderen Teigwaren, sowie mit Pommes Frites um. Bevorzugen Sie stattdessen Reis oder eine Ofenkartoffel, falls möglich.

Denken Sie an die Saucen – cremige Salatsaucen, Bratensauce, Beilagen Sauce, Ketchup und Mayonnaise sollten Sie so sparsam wie nur möglich verwenden. Ein Dressing aus Essig und Öl für den Salat ist dagegen kein Problem. Lieber Senf zu einem Grillteller nehmen als Ketchup und Mayonnaise.

Sind Sie zu Kaffee und Kuchen eingeladen, dann haben Sie vielleicht die Möglichkeit, die möglichst „leichtesten Varianten" auszuwählen. Also am besten Obstkuchen oder Pfannkuchen. Streuselkuchen und Schokoladentorten sollten Sie eher meiden.

Generell gilt aber – entspannen Sie sich und genießen Sie den Tag oder Abend mit Ihren Freunden! Ihr Vorhaben, nachhaltig fit zu werden, wird nicht daran scheitern.

Übungsfragen zu den Fallbeispielen

Anhand der nachfolgenden Übungsfragen können Sie testen, ob Sie die wichtigsten Grundsätze verinnerlicht haben und bereit für die Ernährungsumstellung sind.

Übungsfragen zu Generelle Tipps und „Im Supermarkt"

1. Welche Aussagen zu Apfelsaft (100%) treffen zu?
   a) Apfelsaft kann als Naturprodukt in beliebiger Menge getrunken werden
   b) Apfelsaft enthält viel zugesetzten Zucker und sollte daher gemieden werden
   c) Apfelsaft enthält den Fruchtzucker, aber nicht die Ballaststoffe von vielen Äpfeln

2. Welche der aufgeführten Saucen sollten Sie meiden und warum? Barbecue Sauce, Dönersauce, Ketchup, Senf (scharf), Sojasauce, Tzatziki

3. Das Produkt „Chili con Carne mit Jalapeno Chili" (Konserve in der Dose) interessiert Sie. Es enthält laut Verpackung keinen erkennbaren Zusatz an Geschmacksverstärkern. Der Zucker-gehalt beträgt 1,6 g / 100 g, der Salzgehalt 1,2 g /100 g Produkt. Wie ist die Konserve zu bewerten?
   a) Zucker- und Salzgehalt sind viel zu hoch. Das Produkt sollte nicht verzehrt werden.
   b) Zucker- und Salzgehalt halten sich in Grenzen. Konserven sollten aber nur gelegentlich verzehrt werden, frische Produkte sind vorzuziehen.
   c) Das Produkt kann regelmäßig verzehrt werden.

Übungsfragen zu „Rezepte anpassen"

4. Ein Rezept „Kichererbsensuppe" listet als Zutaten auf: 1 Dose Kichererbsen, 1 Süßkartoffel, 1 Paprikawurst (Chorizo), 150 g Naturjoghurt, 1 Zucchini, 1 EL Paprikamark, 1 EL Tomatenmark, 500 ml Rinderbrühe, 1 Bund Petersilie, 1 Zwiebel, 2 Zehen Knoblauch, Kreuzkümmel, Koriander, Kurkuma, Harissa, Salz und Pfeffer. Können Sie dieses Rezept verwenden? Was sollten Sie beachten?

5. Ein Rezept „Rinderrouladen klassisch" listet als Zutaten auf: 8 Rouladen vom Rind, 5 Zwiebeln, 4 Gewürzgurken, 12 Scheiben Frühstücksspeck, 4 EL Senf (mittelscharf), 1 Knollensellerie, 1 Möhre, ½ Stangen Lauch, ½ Flasche Rotwein, Salz, Pfeffer, ½ Liter Rinderfond, 1 TL Speisestärke, 1 Schuss Gurkenflüssigkeit, 2 EL Butterschmalz.
Wie ist das Rezept zu bewerten?
   a) Die Zutaten enthalten zu viel Fett (Frühstücksspeck, Butterschmalz)
   b) Der Rotwein ist nicht gesund, braucht aber nicht in der Menge reduziert zu werden
   c) Zur Herstellung des Rinderfond sollten Brühwürfel sparsam verwendet werden

Übungsfragen zu „Am Imbiss-Stand", „In der Kantine" und „Im Restaurant"

6. Am Imbiss-Stand haben Sie die Auswahl zwischen einer Currywurst mit Pommes, einer Portion Kässpätzle (schwäbisches Nudelgericht) und einem halben Hähnchen. Welches Gericht wäre die beste Wahl?

7. In der Kantine gibt es eine Pizza mit Salami und Käse oder ein paniertes Schnitzel mit drei wählbaren Beilagen (Salat, Pommes, Folienkartoffel) als Hauptgericht. Was wäre die beste Wahl?

8. Im Restaurant erhalten Sie Ihr Fischgericht mit frischem Gemüse, etwas Reis und einem Häufchen Remoulade auf dem Teller. Wie verhalten Sie sich?

Die Antworten zu den Übungsfragen finden Sie im Anhang des Buches unter „Auflösungen zu den Übungsfragen der Fallbeispiele" auf Seite 251.

Der Einstieg in die Ernährungsumstellung

<u>Wie lege ich los mit Schritt 1?</u>

Halten Sie sich an die Grundprinzipien (Seite 84) und ändern Sie Ihre Ernährung möglichst von einem Tag auf den anderen konsequent. Planen Sie die Umstellung zuvor, überlegen Sie genau, wann Sie neue Lebensmittel einkaufen wollen und wann Sie loslegen wollen.

Fangen Sie zum Beispiel an einem Wochenende an, wenn Sie selbst kochen möchten. So haben Sie genügend Zeit, neue oder modifizierte Gerichte auszuprobieren.

Wenn Sie überwiegend in der Kantine essen, dann fangen sie an einem Montag mit der Umstellung an. Überlegen Sie sich dabei für die Woche bereits im Voraus, was Sie zum Frühstück oder am Abend essen möchten.

Zur Inspiration können Sie auch den „Wochenplan: Beispiel für Schritt 1-3" im Anhang heranziehen. Dieser zeigt eine beispielhafte, ausgewogene Ernährung innerhalb einer Woche, welche den vier Prinzipien der Ernährungsumstellung in Schritt 1 entspricht.

Überlegen Sie auch, was Sie mit den weniger gesunden Lebensmitteln machen wollen. Ein „Aufbrauchen" ist nicht sinnvoll. Dann bietet sich eher Wegwerfen oder Verschenken an.

Wenn Sie mit einer oder mehreren Personen zusammenleben, die auch weiterhin auf Süßigkeiten oder stark zuckerhaltige Lebensmittel nicht verzichten wollen, dann tolerieren Sie dies. Mein Tipp: Fangen Sie nicht an zu „missionieren". Fokussieren Sie sich auf Ihre persönliche Ernährungsumstellung.

Lernen Sie gleich von Anfang an einen unverkrampften Umgang mit ungesunden Lebensmitteln. Fangen Sie nicht an, Süßigkeiten aus Ihrer Wohnung zu verbannen, um ja nicht in Versuchung zu geraten. Das ist die falsche Einstellung. Ich habe zum Beispiel immer Süßigkeiten und etwas zu knabbern in den Schränken, falls Besuch kommt. Nur weil Sie den Kaffee z.B. heute lieber schwarz trinken, bedeutet es ja auch nicht, dass Sie Gästen keinen Zucker oder keine Milch anbieten würden?

Setzen Sie sich bitte kein Ziel, in Schritt 1 bereits Gewicht zu verlieren. Hungern Sie auf keinen Fall. Die Ernährungsumstellung steht im Vordergrund. Achten Sie also darauf, dass Sie stets bei den Mahlzeiten satt werden.

Wenn Sie aus alten Gewohnheiten abends fernsehen und dabei gerne etwas „knabbern", dann brauchen sie damit nicht aufzuhören. Achten Sie nur darauf, was sie „knabbern". Es sollte wie alles andere, was Sie essen werden, den Grundregeln entsprechen (z.B. die Snacks (Beispiel 7) aus dem „Fallbeispiel: Zuhause kochen").

<u>Problem: Ich brauche Süßes!</u>

Allein der Gedanke, sich von den Gummibärchen und der Schokolade trennen zu müssen, ist für Sie ein Problem? Theoretisch können Sie eine stufenartige Umstellung in Betracht ziehen, d.h. schrittweise den Zuckeranteil, den Sie zu sich nehmen, reduzieren.

Aber: Eine stufenweise Umstellung erfordert viel mehr Disziplin. Eine Umstellung auf einen Schlag ist leichter umzusetzen und Sie werden sehr schnell merken, dass Ihnen die Süßigkeiten gar nicht fehlen. Wenn Sie dies schaffen und nach ein paar Tagen dann doch noch Lust auf Süßes bekommen, dann essen Sie stattdessen süße Früchte wie einen Apfel, eine Mango oder ein paar Weintrauben. Das hilft auch, denn die Früchte verfügen über genügend Fruchtzucker. Warten Sie nach dem Essen der Früchte ein paar Minuten und Sie werden sehen, die Lust auf Süßes ist verschwunden oder deutlich schwächer geworden.

<u>Problem: Ich nehme nicht ab!</u>

Sie können sich entspannen, das ist völlig normal. Der tägliche Grundumsatz ist durch den Bewegungsmangel und die schwach ausgeprägte Muskulatur noch gering. Erst wenn Sie sich in Schritt 3 befinden und sich deutlich bewegen und die Muskelmasse zunimmt, die auch im Ruhezustand einen höheren Grundumsatz verursacht, werden Sie deutlich abnehmen.

Bedenken Sie, dass ein Kilogramm Körperfettgewebe einer Energiemenge von 7.000 kcal entspricht! D.h., selbst wenn Sie jetzt in Schritt 1 langsam Fett abbauen und z.B. täglich 100 kcal durch Verbrennen von Körperfett abdecken würden, dann hätten Sie in einer Woche erst 0,1 kg abgenommen, was bei den täglichen Gewichtsschwankungen auf der Waage gar nicht auffallen würde.

Der geringe Grundumsatz in Schritt 1 wird selbst durch die kohlen-hydratreduzierte Kost noch zu einem großen Teil durch die Nahrung abgedeckt, da Sie sich ja auch bewusst sattessen sollen. Ziel von Schritt 1 ist es nicht zu hungern, sondern nur leichte Impulse zu setzen, um den Fettabbau allmählich in Gang zu setzen.

Wie fühlen Sie sich während der Ernährungsumstellung?

Achten Sie darauf, wie Sie sich nach den Mahlzeiten fühlen. Haben Sie ein angenehmes Sättigungsgefühl, ohne dass Sie sich schwer oder abgefüllt vorkommen? Das ist ein gutes Zeichen.

Und prüfen Sie, wie Sie sich tagsüber fühlen. Fühlen Sie sich etwas besser, sind Sie positiver gestimmt? Sind Sie etwas aktiver, dynamischer und durchsetzungsstärker? Dann sind Sie auf dem richtigen Weg!

Vielleicht fühlen Sie aber auch eine innere Unruhe und Gereiztheit, die eine leichte Aggressivität mit sich zieht. Dann sind Sie möglicher-weise schon an dem Punkt angelangt, an dem Sie mit der Bewegung beginnen können (Schritt 2). Ein etwas niedrigerer Blutzuckerspiegel und leichte hormonelle Anpassungen durch die Ernährungs-umstellung können die Ursache dafür sein. Gut ist, wenn Sie diese Dynamik positiv nutzen und in Bewegung umsetzen können. Dann nimmt die Gereiztheit automatisch ab. Wenn Sie den Kohlenhydrat-anteil der Ernährung und damit den Blutzuckerspiegel erhöhen, ver-schwindet die Gereiztheit in der Regel auch ohne Bewegung sofort wieder.

Achten Sie bitte - wie in der Einleitung erwähnt - stets darauf, dass Sie im Zweifelsfall Ihren Arzt um Rat fragen. Gehen Sie keine Risiken ein!

Woran Sie merken, dass es Zeit für Schritt 2 ist

Wenn Sie einen Drang spüren, sich zu bewegen, etwas zu unternehmen, dann sollten Sie sich nicht bremsen, sondern zu Schritt 2 übergehen. Es spielt dabei keine Rolle, ob Sie das Programm erst vor ein oder zwei Wochen begonnen haben oder schon mehrere Wochen dabei sind. Jede Art von Dynamik, egal ob positiv ausgeprägt (Tatendrang, Neugierde, Aktivität) oder negativ (Unruhe, Gereiztheit, Aggressivität) kann sinnvoll in Bewegung umgesetzt werden. Bewegung eignet sich auch sehr gut, um Stress abzubauen.

5) Schritt 2 – Spaß an Bewegung

Was Sie in Schritt 2 erwartet

Ihr Körper hat Ihnen signalisiert, dass er bereit für etwas Bewegung ist. Wichtig ist, jetzt eine Bewegungsform auszuwählen, die Ihnen Spaß macht. Das steht ganz im Vordergrund. Ob Sie sich durch Wandern, Fahrradfahren, Tanzen, Schwimmen, über einen Einkaufsbummel oder eine Städtetour oder etwas anderes bewegen, spielt dabei keine Rolle. Die nachfolgenden Abschnitte helfen Ihnen dabei, die passende Bewegungsform zu finden.

Ohne Trainingsziel geht es jetzt daran, Spaß an der Bewegung zu haben. Sie beobachten, wie Ihr Körper auf die entspannte Bewegung reagiert. Sie genießen es, wieder etwas aktiver zu sein. Und irgendwann bemerken Sie ganz nebenbei: Sie haben tatsächlich das erste Kilo abgenommen, ganz ohne Hungern oder Zwang.

Intrinsische Motivation – Spaß gehört dazu!

<u>Der falsche Ansatz</u>

Fitness wird oft mit zwei Sportarten in Verbindung gebracht: Training im Fitnessstudio und Joggen.

Gefällt Ihnen die Vorstellung, im Fitnessstudio Gewichte zu stemmen? Solange Sie nicht übertreiben, spricht nichts dagegen. Ich persönlich war die letzten zwanzig Jahre in keinem Fitnessstudio. Die Vorstellung, immer und immer wieder dieselben Bewegungen zu machen, gefällt mir nicht. Trotzdem habe ich einen athletischen Körper mit schön definierten Muskeln, obwohl ich keinen einzigen davon gezielt trainiere. Es geht eben auch anders.

Und Joggen, wie sieht es damit aus? Haben Sie dazu Lust oder geht es Ihnen wie mir? Meistens habe ich schon bei der Vorstellung, eine bestimmte Strecke absolvieren zu müssen, keine Lust. Vielleicht ist dann noch das Wetter schlecht, dann müsste ich mich noch mehr dazu überwinden. Und dabei mache ich ganz andere, viel anstrengendere Bewegungen gerne. Joggen steht bei mir nur auf dem Programm, wenn ich dazu wirklich Lust habe, und das ist zugegebenermaßen eher selten.

Es ist der falsche Ansatz, sich zu einer Bewegung zu zwingen. Das hält man auf Dauer nicht durch. Es geht viel einfacher!

<u>Motivationsarten</u>

Zunächst sollten Sie verstehen, welche Möglichkeiten es gibt, sich zu motivieren. Es gibt nämlich zwei Arten der Motivation: intrinsisch und extrinsisch.

Bei der *intrinsischen Motivation* haben wir Spaß an der Sache selbst. Wir machen es einfach gerne. Bei der *extrinsischen oder zielgerichteten Motivation* arbeiten wir dagegen auf ein Ziel hin. Der Weg dorthin macht oftmals keinen Spaß, wird aber als notwendiges Übel akzeptiert.

<u>Extrinsische Motivation</u>

Natürlich gibt es im Alltag viele Dinge, die wir notgedrungen tun müssen. Unsere Arbeit ist oftmals extrinsisch motiviert. Wir arbeiten, weil wir damit Geld verdienen müssen. Prima, wenn es dabei auch noch Spaß macht! Aber auch wenn wir nicht zu den glücklichen

Personen zählen, die Ihren Traumberuf gefunden haben, führt in der Regel kein Weg an der Arbeit vorbei.

Auch das Lernen für eine Prüfung ist oft extrinsisch motiviert. Wir wollen die Prüfung bestehen und motivieren uns dadurch immer wieder, dranzubleiben und weiter zu lernen, auch wenn man gerade lieber etwas ganz anderes machen möchte.

Gerade, weil wir so oft im Alltag mühsam auf ein Ziel hinarbeiten, glauben wir, dass wir uns auch überwinden müssen, uns zu bewegen. Der „innere Schweinehund" kann doch überwunden werden, oder?

<u>Intrinsische Motivation</u>

Dabei ist es gerade Bewegung, die einem gesunden Körper Spaß macht. Haben Sie schon einmal Kinder auf einem Spielplatz beim Herumtollen zugesehen? Sicherlich werden sich die Kinder nicht gegenseitig angefeuert haben mit den Worten: „Lass uns den inneren Schweinehund überwinden, wir müssen uns bewegen, damit wir gesund bleiben." Die Kinder bewegen sich nicht, weil es gesund ist, sondern weil es ihnen Spaß macht! Sie sind intrinsisch motiviert.

Und jetzt stellen Sie sich vor, wie Wissenschaftler ein perfektes Programm ausarbeiten, damit Kinder und Jugendliche fit bleiben können. Sie entwickeln ein Zirkel-Training mit Liegestützen, Kniebeugen und kurzen Sprints. Wenn Sie das einem Kind vermitteln wollen, dann werden Sie auf Widerstand stoßen. Niemand hat Lust, Bewegungen auszuführen, die für sich genommen sinnlos sind und keinen Spaß machen.

Dabei ist das Ergebnis, ob die Kinder herumtollen, springen, hüpfen, sich gegenseitig fangen (intrinsisch motiviert), oder ob sie ein kompliziertes Zirkel-Training absolvieren (extrinsisch motiviert) eigentlich dasselbe – sie bleiben fit!

Bewegungskategorien und Beispiele

Es gibt viele Bewegungsformen, die Ihnen Spaß machen könnten. Um Ihnen die Entscheidung in Programmschritt 2 zu erleichtern, ordnen wir den Bewegungsformen unterschiedlichen Kategorien zu.

Bewegungskategorien

Die Bewegungskategorien sind nach acht Unterscheidungs-merkmalen benannt:

- **„Skalierbar" (S)** oder **„Kontinuierlich" (K)**
  Bei *skalierbaren* Bewegungen wie z.B. beim Wandern können Sie zwischendurch verlangsamen oder auch mal eine Pause einlegen, ohne dass es stört. Bei *kontinuierlichen* Bewegungen wie z.B. beim Joggen ist ein Mindestmaß an Bewegung erforder-lich, eine Pause einlegen zu müssen, kann hier frustrieren.
- **„Geschmeidig" (G)** oder **„Abrupt" (A)**
  Geschmeidige Bewegungen wie z.B. beim Schwimmen führen zu einer gleichmäßigen Belastung. *Abrupte* Bewegungen wie z.B. beim Squash belasten den Körper, insbesondere die Gelenke, stärker.
- **„Partner/Gruppe" (P)** oder **„Einzeln" (E)**
  Bewegungen mit einem *Partner* oder in einer *Gruppe* sind gesellig, erfordern aber auch Rücksicht. *Einzeln* können Sie frei bestimmen und die Intensität vorgeben.
- **„Tragend" (T)** oder **„Frei" (F)**
  Bei *tragenden* Bewegungsformen wie z.B. dem Fahrradfahren müssen Sie Ihr Körpergewicht nicht halten. Bei *freien* Bewegungsformen wie z.B. dem Tanzen müssen Sie Ihr Gewicht selbst tragen.

Für jedes Beispiel in den nachfolgenden Abschnitten sind auch die zutreffenden Bewegungskategorien als Abkürzung in einer Klammer angegeben.

Zum Beispiel bedeutet „Radfahren (S, G, P-oder-E, T)": Radfahren gehört zu den Kategorien „Skalierbar" (S), „Geschmeidig" (G) und „Tragend" (T); die Kategorien „Partner/Gruppe" (P) und „Einzeln" (E) sind beide aufgeführt, da man sowohl einzeln als auch in einer Gruppe Radfahren kann.

<u>Beispiele</u>

Hier finden Sie eine Zusammenstellung von *Bewegungen* und *Aktivitäten / Unternehmungen*, die zum Einstieg geeignet sind. Die Prinzipien zur Auswahl der Bewegungsform, um sicherzustellen, dass die Bewegung Ihnen auch Spaß macht und zu Ihnen passt, erläutern wir später (Seiten 194/195).

Die *Aktivitäten / Unternehmungen* wurden ergänzt, für den Fall, dass Sie sich schwer tun, eine Bewegung auszuwählen. Falls Sie zum Beispiel gerne shoppen gehen oder eine Städtetour machen, dann ist die Bewegung ein nützliches Mittel zum Zweck.

Lassen Sie sich inspirieren und markieren Sie die Bewegungsformen, die Ihnen interessant erscheinen. Natürlich können Sie auch zusätzliche Bewegungen ergänzen, die nicht aufgeführt sind, Ihnen aber Spaß bereiten könnten.

Auf die Bewegungskategorien, die bei den Beispielen vermerkt sind, müssen Sie zunächst nicht achten. Die geeigneten Kategorien werden später berücksichtigt.

Bevor die Beispiele aufgeführt werden, gebe ich Ihnen noch ein paar Fragen zur Hand, die Ihnen vielleicht helfen, eine interessante Bewegungsform zu finden:

- Gibt es eine Bewegungsform oder einen Freizeitsport, der Ihnen aus der Jugend positiv in Erinnerung geblieben ist?
- Wollten Sie etwas schon immer einmal gerne ausprobieren?
- Gibt es anstelle einer Bewegung vielleicht eine Unternehmung, wie z.B. einen Stadtbummel, die Ihnen Spaß macht?

<u>Beispiele für Kategorie „Skalierbar"</u>

Dies sind Bewegungsarten und Freizeitsportmöglichkeiten, die in der Intensität beliebig variierbar sind. In diese Bewegung können Sie ganz soft und entspannt einsteigen und nach Belieben Pausen einbauen. Vielleicht ist dies die richtige Wahl für Sie, falls Sie deutliches Übergewicht haben oder sich körperlich extrem unfit fühlen.

a) „Einzeln" oder „Partner/Gruppe":

- Spazieren gehen (S, G, P-oder-E, F)
- „Mall Walking" (im Einkaufszentrum zügig spazieren gehen) (S, G, P-oder-E, F)
- Wandern (S, G, P-oder-E, F)
- Nordic Walking (S, G, P-oder-E, T-oder-F)
- Meditationstraining, Atemtraining (S, G, P-oder-E, T-oder-F)
- Gymnastik (z.B. nach DVD) (S, G, E, T-oder-F)
- Schwimmen, Schnorcheln (S, G, P-oder-E, T)
- Radfahren (S, G, P-oder-E, T)
- Reiten (S, G, P-oder-E, T)

b) „Partner/Gruppe" (mit Partner, Gruppe oder im Verein):

- Musizieren (Singen, Instrument spielen) (S, G, P, T-oder-F)
- Tai Chi (Schattenboxen) (S, G, P, F)
- Tischtennis, Tischkicker, Dart, Minigolf spielen (S, G, P, F)
- Kegeln, Bowling (S, G, P, F)

c) Beispiele für Aktivitäten / Unternehmungen:

- Einkaufsbummel in der Innenstadt oder in einem Einkaufszentrum (S, G, P-oder-E, F)
- Besuch eines Flohmarktes oder einer Tauschbörse (S, G, P-oder-E, F)
- Besichtigung einer Landes- oder Bundesgartenschau (S, G, P-oder-E, F)
- Besuch einer Kunstausstellung, eines Museums, eines Schlosses (S, G, P-oder-E, F)
- Erklimmen einer Aussichtsplattform in einem Wandergebiet (S, G, P-oder-E, F)
- Ausflug in einen Freizeitpark, Landschaftspark, Wildgehege oder Zoo (S, G, P-oder-E, F)
- Städtetour (ungeführt) zu Fuß, mit Fahrrad (S, G, P-oder-E, T-oder-F)

<u>Beispiele für Kategorie „Kontinuierlich"</u>

Dies sind Bewegungsarten und Freizeitsportmöglichkeiten, die in der Regel eine körperliche Mindestaktivität erfordern. Ein Unterbrechen ist hier eher störend. Dies wäre eine Alternative, falls Sie leichtes Übergewicht haben und aus der Form geraten sind, aber noch über eine Restfitness verfügen.

a) „Einzeln" oder „Partner/Gruppe":

- Bouldern (K, G, P-oder-E, F)
- Klettern im Hochseilgarten (K, G, P-oder-E, F)
- Mountainbike fahren (K, A, P-oder-E, T)
- Joggen (K, G, P-oder-E, F)
- Skifahren (ganzjährig in Skihalle) (K, G, P-oder-E, F)

b) „Partner/Gruppe" (mit Partner, Gruppe oder im Verein):

- Sportklettern (Halle) (K, G, P, F)
- Tanzen (K, G, P, F)
- Badminton (K, A, P, F)
- Tennis (K, A, P, F)
- Squash (K, A, P, F)
- Yoga (als Kurs) (K, G, P, T)
- Pilates (als Kurs) (K, G, P, T-oder-F)
- Kurse z.B. Gymnastik, Aerobic im Fitnessstudio (K, G-oder-A, P, T-oder-F)
- Basketball (K, A, P, F)
- Volleyball (K, A, P, F)
- Fußball (K, A, P, F)

c) Beispiele für Aktivitäten / Unternehmungen:

- Teilnahme an einer Firmenbesichtigung, Tag der offenen Tür (K, G, P, F)
- Teilnahme an einer Stadtführung zu Fuß (K, G, P, T-oder-F)
- Teilnahme an Seminar / Einführung in Sportart (z.B. Bogenschießen) (K, G, P, F)

Anmerkung zu den aufgeführten Beispielen

Bewegungsarten wie Kegeln, Bowling oder Dart spielen, die mit viel Sitzen und in der Regel mit dem Konsum von Getränken und Speisen verknüpft sind, sollten nur ausgewählt werden, wenn die Bewegung auch tatsächlich im Vordergrund steht.

Bewegungsarten, die zwingend eine hohe körperliche Mindestaktivität erfordern, sind nicht unter den oben genannten Beispielen zu finden. Diese Sportarten wie z.B. Kampfsporttraining sind eine Alternative, die Sie erst in Schritt 3 andenken sollten, wenn Ihr Bewegungsapparat bereits in Schwung gekommen ist und Sie an der Kondition und Fitness arbeiten wollen. Ideen zu diesen Bewegungsarten finden Sie entsprechend in den Kapiteln 6 und 7.

Test: Welche Bewegung ist für mich geeignet?

Dieser Test gibt Ihnen Anhaltspunkte, welche Bewegungsformen am besten für Sie geeignet sind. Beantworten Sie dazu die nachfolgenden Fragen und kreuzen Sie die zutreffenden Antworten an.

Frage 1: Wie schnell kommen Sie außer Atem?
(Wählen Sie die am besten zutreffende Antwort aus)

.... Ich bin beim Treppensteigen oder Gehen sehr schnell außer Atem.
Bewegungskategorien: Skalierbar

.... Ich fühle mich nicht wirklich fit und bewege mich eher wenig.
Bewegungskategorien: Skalierbar

.... Ich gerate nicht so schnell außer Atem. Ich fahre öfters mit dem Rad oder gehe manchmal mehrere Stunden wandern.
Bewegungskategorien: Skalierbar, Kontinuierlich

Frage 2: Wie beweglich sind Sie, wie gut sind Ihre Gelenke?
(Wählen Sie die am besten zutreffende Antwort aus)

.... Ich bin eher steif und vertrage abrupte Bewegungen nicht gut. Meine Gelenke sollten nicht zu stark belastet werden.
Bewegungskategorien: Geschmeidig

.... Ich bin nicht sehr gelenkig und bewege mich derzeit eher wenig.
Bewegungskategorien: Geschmeidig

.... Ich bin sehr gelenkig und habe nie Probleme mit den Gelenken gehabt.
Bewegungskategorien: Geschmeidig, Abrupt

<u>Frage 3</u>: Wie gesellig sind Sie?
(Wählen Sie die am besten zutreffende Antwort aus)

.... Am liebsten bin ich mit anderen Personen zusammen. Alleine unternehme ich selten etwas.
Bewegungskategorien: Partner/Gruppe

.... Ich bin durchschnittlich gesellig. Ich bin gerne in einer Gruppe, kann aber auch mal alleine für mich sein.
Bewegungskategorien: Partner/Gruppe, Einzeln

.... Ich unternehme am liebsten alleine etwas.
Bewegungskategorien: Einzeln

<u>Frage 4</u>: Wie sehr macht Ihnen Ihr Übergewicht zu schaffen?
(Wählen Sie die am besten zutreffende Antwort aus)

.... Ich fühle mich sehr schwer und fühle mich am wohlsten, wenn ich nicht auf meinen Beinen stehen muss, sondern sitze oder liege.
Bewegungskategorien: Tragend

.... Mir macht es nichts aus mich zu bewegen, wenn es nicht zu anstrengend ist.
Bewegungskategorien: Tragend, Frei

Kreuzen Sie jetzt alle Bewegungskategorien, die unter den von Ihnen ausgewählten Antworten stehen, in der nachfolgenden Liste an.

<u>Testergebnis: Geeignete Bewegungskategorien</u>

.... Skalierbar (S)	.... Kontinuierlich (K)
.... Geschmeidig (G)	.... Abrupt (A)
.... Partner/Gruppe (P)	.... Einzeln (E)
.... Tragend (T)	.... Frei (F)

Die Prinzipien zur Auswahl der Bewegungsform

Bei der Auswahl der Bewegungsform gilt es, zwei Grundprinzipien zu beachten:

1) *Spaß dabei haben* – Die Bewegung muss Ihnen in erster Linie Spaß machen

2) *Bewegungskategorien passend wählen* – Die Bewegung sollte nicht zu einer Kategorie gehören, die für Sie ungeeignet ist

<u>Warum sind diese zwei Prinzipien sinnvoll?</u>

Zu 1) *Spaß dabei haben*

Wenn Sie eine Bewegungsform auswählen, die Ihnen Spaß macht, dann sind Sie intrinsisch motiviert. Sie müssen sich nicht überwinden und Sie empfinden bei der Vorstellung, die Bewegung durchzuführen, positive Gedanken.

Zu 2) *Bewegungskategorien passend wählen*

Vielleicht haben Sie eine Bewegungsform im Kopf, die eigentlich ungeeignet für Sie ist. Falls Sie z.B. früher gerne Squash gespielt haben, jetzt aber Probleme mit den Gelenken haben, dann sind die ruckartigen Bewegungen nicht gut für Sie. Achten Sie daher bei der Auswahl der Bewegung auch auf diesen Punkt, damit Sie langfristig Spaß daran haben werden.

<u>Wie kann ich diese zwei Prinzipien umsetzen?</u>

Im Abschnitt „Bewegungskategorien und Beispiele" können Sie eine oder mehrere für sich interessante Bewegungsformen auswählen. Vielleicht kommt Ihnen auch eine Bewegung in den Sinn, welche dort nicht aufgeführt ist. Schreiben Sie Bewegungen, die Ihnen Spaß machen würden, auf ein Blatt Papier.

Prüfen Sie dann für jede der Bewegungen, die Sie auf das Blatt geschrieben haben, ob Sie zu den Ergebnissen des Tests „Welche Bewegung ist für mich geeignet?" passt:

- Stimmen die Kategorien, welche für die Bewegungen angegeben sind (mit den jeweiligen Kürzeln A, E, F, G, K, P, S, T unter „Bewegungskategorien und Beispiele"), mit den Kategorien aus dem Test überein?
- Für eine Bewegung, die Sie selbst ergänzt haben, können Sie anhand der Beschreibung der acht Kategorien abwägen, ob sie zum Testergebnis passt.

Wählen Sie dann eine der verbleibenden Bewegungsarten aus.

Der Einstieg in die Bewegung

<u>Hinweis:</u> Für die Ernährung gibt es keine Änderung zu Schritt 1. Es gelten weiterhin die dort aufgeführten vier Prinzipien (Seite 84).

<u>Wie lege ich los mit Schritt 2?</u>

Sie haben sich eine Bewegungsart ausgewählt, die Sie gerne ausprobieren möchten. Falls Sie einen Partner für die Aktivität suchen, können Sie geeignete Portale im Internet wie z.B. *Spontacts* (Verabredungsportal) nutzen, über die Sie sich mit Gleichgesinnten zur Freizeitaktivität verabreden können. Zubehör und Bekleidung, sofern diese benötigt wird, können Sie sich in Sportgeschäften besorgen.

<u>Beispiel 1:</u> Sie würden gerne Nordic Walking ausprobieren. Sie haben sich Walking Stöcke zugelegt - es gibt im Internet bereits Angebote für ca. 20 Euro. Mehr ist dazu erst einmal nicht nötig. Sie brauchen keine Sportschuhe und auch keinen Trainingsanzug. Bequeme Schuhe und eine Kleidung, in der Sie sich wohlfühlen, reichen völlig aus.

Suchen Sie sich eine interessante Strecke, auf der Sie gerne gehen würden, aus. Dann sollten Sie am besten, wenn es zeitlich passt und Sie Lust haben, einfach damit loslegen. Mein Tipp: Setzen Sie sich keine Ziele! Wenn Sie mit der Bewegung starten, dann machen Sie sich bewusst frei von irgendwelchen Zwängen. Sie müssen nicht 2 oder 5 km gehen. Sie wollen auch nicht in einer Woche damit 1 kg abnehmen. Sie müssen niemandem etwas beweisen. Die Bewegung soll Ihnen Spaß machen, mehr nicht. Alles andere kommt von selbst, wenn es an der Zeit ist.

Je weniger Sie sich unter Druck setzen, umso mehr wird es Ihnen auch Spaß machen. Gehen Sie los, probieren Sie aus, wie es sich mit den Walking Stöcken geht. Machen Sie eine Pause, wenn Sie Lust dazu haben. Hören Sie auf damit, wenn Sie genug haben.

<u>Beispiel 2:</u> Sie haben Lust, einen Kurs zu machen, z.B. einen Gymnastik-Kurs oder einen Tanzkurs. Es gibt ein Studio oder ein Verein in Ihrer Nähe, der diese Aktivität anbietet.

Vielleicht haben Sie nun die Idee, sich gleich bei einem teuren Kurs anzumelden und sich dann zu zwingen, dran zu bleiben, weil der

Kurs ja schließlich viel Geld gekostet hat. Das wäre der falsche Ansatz. Denken Sie an die erste Leitlinie des Programms, „(1) Der Wille arbeitet nie gegen den Körper"! Genauso, wie Sie nicht Ihren Körper aushungern sollten, ist es auch nicht hilfreich, sich eine Aktivität aufzuzwingen, die Ihr Körper nicht möchte.

Ich empfehle einen anderen Ansatz: Suchen Sie sich einen Schnupperkurs, ein kostenloses Angebot zum Ausprobieren, ein Probeabo oder eine dauerhaft kostenlose Alternative. Wenn Sie in einer Stadt wohnen, können Sie auch mehrmals kostenlose Angebote testen, bis Sie sich sicher sind: Das möchte ich machen! Erst dann sollten Sie sich fest anmelden.

Problem: Es macht mir keinen Spaß mehr!

Wenn Ihnen die Aktivität, die Sie ausgewählt haben, keinen Spaß mehr macht, dann wählen Sie einfach eine andere aus. Es spielt keine Rolle, ob Sie erst einmal ausprobieren, bis Sie etwas finden, bei dem Sie bleiben möchten.

Wie fühlen Sie sich bei Schritt 2?

Haben Sie einen Wochen-Rhythmus gefunden, in dem Sie die Bewegung durchführen und mit dem Sie sich wohl fühlen? Das ist optimal. Vielleicht entscheiden Sie aber eher spontan, und bewegen sich unregelmäßig? Auch das ist prima.

Zu Beginn ist es ausreichend, wenn Sie im Durchschnitt einmal pro Woche dazu kommen, die Bewegung auszuüben.

Prüfen Sie, wie Sie sich tagsüber fühlen. Fühlen Sie sich etwas besser, sind Sie positiver gestimmt? Sind Sie etwas aktiver, dynamischer und durchsetzungsstärker? Dann sind Sie auf dem richtigen Weg!

Achten Sie auch weiterhin - wie in Schritt 1 - darauf, wie Sie sich nach den Mahlzeiten fühlen. Haben Sie immer noch ein angenehmes Sättigungsgefühl, ohne dass Sie sich voll und abgefüllt vorkommen? Das ist ein gutes Zeichen.

Es kann passieren, dass Sie in Schritt 2 unruhiger werden. Gerade, wenn Sie vor dem Programm viel Zucker zu sich genommen haben und sich oft träge fühlten, kann durch die Ernährungsumstellung und die zusätzliche Bewegung eine Unruhe aufkommen.

Nutzen Sie diese Dynamik, um sich zu bewegen. Falls Sie sich sehr gereizt fühlen, können Sie den Anteil an Kohlenhydraten leicht erhöhen, also z.B. gelegentlich Nudeln essen oder eine Scheibe Brot zusätzlich am Tag konsumieren.

Falls Ihnen durch die Bewegung etwas schmerzt oder Sie sich sehr unwohl fühlen, dann fragen Sie im Zweifelsfall Ihren Arzt um Rat. Gehen Sie keine Risiken ein!

<u>Problem: Ich nehme nicht ab!</u>

Sie müssen Geduld haben. Der Kalorienverbrauch durch eine leichte, zusätzliche Bewegung ist nicht sehr hoch. In Kapitel 2 ist in Abschnitt „Grundumsatz, Leistungsumsatz und Gesamtumsatz" beschrieben, dass Sie z.B. durch eine Stunde Gymnastik etwa 320 kcal verbrauchen. Um 100 g Fett abzubauen, benötigen Sie schon 700 kcal.

Durch die Ernährungsumstellung, den geringeren Kohlenhydrat-konsum und die leichte Bewegung werden Sie langsam abnehmen, aber es dauert, bis Sie dies tatsächlich auf der Waage feststellen werden.

Woran Sie merken, dass es Zeit für Schritt 3 ist

In der Regel dauert es 6 bis 10 Wochen, nachdem Sie mit dem Programm begonnen haben, bis Sie den Wunsch verspüren, sich stärker bewegen zu wollen. Es ist aber auch nicht schlimm, wenn es bei Ihnen länger dauert. Denken Sie daran, dass Sie Ihre Ernährung umgestellt haben, sich mehr bewegen und dadurch gesünder leben. Sie haben also schon etwas erreicht!

Tragen Sie den Gedanken in sich, Freizeitsport zu betreiben? Haben Sie ein erstes Kilo auf der Waage abgenommen? Möchten Sie sich mehr bewegen? All das sind Hinweise, dass Sie jetzt daran denken können, zu Schritt 3 überzugehen.

6) Schritt 3 – Freude an Freizeitsport

Was Sie in Schritt 3 erwartet

Nachdem Sie die Ernährung umgestellt haben und sich regelmäßig bewegen, fühlen Sie sich wacher und aktiver. Sie stellen fest, dass Ihr Körper nach mehr Bewegung verlangt. Jetzt können Sie die Intensität oder die zeitliche Dauer der Bewegung erhöhen. Vielleicht haben Sie Spaß daran, einen Freizeitsport zu testen? Langsam und ganz entspannt beginnen Sie, Sport zu treiben.

Der Körper gibt das Tempo vor, mit dem Sie den Freizeitsport intensivieren. Beim Blick in den Spiegel fallen erste kleine Veränderungen auf – der Körper wirkt ein bisschen straffer und der Blick auf die Waage bestätigt: Sie nehmen langsam, aber kontinuierlich ab. Muskeln werden aufgebaut, Fett verschwindet.

Die langsam steigende Muskelmasse erhöht den Grundumsatz. Sie verbrauchen mehr Kalorien, die Gewichtsreduktion beschleunigt sich jetzt. Je nachdem, mit welchem Übergewicht und auf welchem Fitnesslevel Sie gestartet sind, haben Sie nach ein bis drei Monaten in Schritt 3 das Übergewicht bis zur Hälfte reduziert.

Freizeitsport nicht übertreiben, keine Maximalbelastung

Besonders, wenn Sie früher Sport getrieben haben, kann es passieren, dass Sie, sobald es mit der Bewegung etwas besser klappt, in Euphorie verfallen und sich zu viel vornehmen.

Beachten Sie, dass insbesondere die Sehnen und Bänder in Ihrem Körper viel Zeit brauchen - unter Umständen ein Jahr oder länger - um sich an die Bewegungen der Freizeitsportart anzupassen. Wenn Sie sich durch ein zu intensives Training z.B. eine Sehnenscheidenentzündung zuziehen, dann müssen Sie eine längere Pause einlegen, bis Sie überhaupt wieder einen Freizeitsport treiben können.

Die Muskeln bauen sich in der Regel schnell auf und passen sich – im Gegensatz zu Sehnen und Bändern – rasch an die neue Belastung an. Aber auch hier gilt: eine einzige starke Überbeanspruchung kann Sie für ein paar Wochen außer Gefecht setzen.

Wenn Sie beim Freizeitsport nie komplett an Ihre Grenzen gehen, sind Sie auf der sicheren Seite. Der Körper wird auch fitter, ohne dass Sie den letzten Rest geben und sich bis zum Umfallen erschöpfen.

Betrachten wir dazu, welche *Prinzipien im Leistungssport* gelten:

- Beim sportlichen Training gilt das Prinzip der *Superkompensation*. Dieses besagt, dass der Körper nach einer Trainingsbelastung nicht nur das gleiche Leistungsniveau nach einer Regenerationsphase abrufen kann, sondern dieses über das ursprüngliche Niveau hinaus erhöht. Dadurch verbessert man die Fitness kontinuierlich, wenn man regelmäßig trainiert. Wenn aber zu viel oder zu hart trainiert wird oder die Regenerationszeit nicht genügt, dann sinkt das Leistungsniveau ab. Dann schaden Sie mit dem Training sogar Ihrer Fitness.
- Um Muskeln gezielt aufzubauen, wird im Rahmen eines Trainings von Leistungssportlern oftmals die *Maximalkraft* abgerufen. Maximalkraft ist die größtmögliche Kraft, die ein Muskel ausüben kann. Aufgrund der hohen Belastung ist ein Maximalkrafttraining für Anfänger nicht geeignet, sondern sehr gefährlich.

Im Leistungssport gilt die Regel, sich möglichst beim Training auszupowern und an die Grenzen der Leistungsbereitschaft heranzugehen oder diese zu überschreiten. Diese Regel gilt nicht für eine Person, welche die Fitness erst aufbaut.

Wenn Sie es nicht übertreiben wollen, dann sollten Sie folgende **Regeln** beherzigen:

- Zwischen Trainingseinheiten des Freizeitsports sollten mindestens **48 Stunden Pause** liegen. Trainieren Sie also nicht an zwei aufeinanderfolgenden Tagen.
- Gehen Sie nicht wie ein Sportler an Ihre Grenzen. Hören Sie spätestens auf, wenn Sie bis zu **90% der Leistung** abgerufen haben.
- **Übertreiben Sie es mit dem Freizeitsport nicht**. Ein eventueller Muskelkater nach dem Training sollte sich in Grenzen halten. Wenn Sie spüren, dass Sie sich bewegt haben und es leicht zieht, ist es gut. Wenn Sie sich dagegen kaum mehr bewegen können und Ihnen alles weh tut, war es eindeutig zu viel.

Zwei Beispiele aus der Praxis:

- Wenn Sie beim Klettern in der Halle krampfhaft versuchen, sich an einem Griff hochzuziehen und dabei Ihre Kraft maximal einsetzen, weil es nicht klappt, dann genügt bereits eine kurzeitige Belastung von einer halben Minute oder maximal einer Minute, um Ihren Muskel völlig zu überlasten. Sie müssen, wenn Sie Pech haben, zwischen zwei und vier Wochen pausieren, bevor Sie wieder normal weitermachen können.
- Wenn Sie Liegestützen machen und solange fortfahren, bis Sie keine einzige weitere, auch unter größter Anstrengung, hinbekommen, haben Sie die Muskeln maximal beansprucht. Auch hier kann es leicht zu einer Schädigung der Muskeln kommen, die eine längere Pause zur Folge haben kann.

Mein Tipp lautet: Stoppen Sie bei maximal 90% der Belastung. Wenn Sie z.B. nach acht Trainingseinheiten[1] das Gefühl haben, vielleicht noch zwei weitere hinzubekommen, dann absolvieren sie höchstens noch eine Einheit und sparen sich die letzte. Dadurch werden Sie viel schneller regenerieren.

---

[1] Trainingseinheiten können z.B. sein: eine bestimmte Zeitdauer (z.B. eine Minute Joggen oder Badminton spielen), eine bestimmte Anzahl an Übungen (z.B. zehnmal Rudern, eine Kniebeuge) oder eine bestimmte Strecke absolvieren (z.B. eine 15 Meter-Route beim Klettern, eine 50 Meter-Bahn beim Schwimmen).

Welche Freizeitsportart passt zu mir?

Vielleicht haben Sie in Schritt 2 bereits eine Bewegungsform gefunden, die Sie intensivieren möchten. Einige der Bewegungsformen sind ja schon typische Freizeitsportarten, wie z.B. Schwimmen, Radfahren, Klettern, Tanzen, Badminton, Tennis oder eine Ballsportart. Dann können Sie natürlich, falls Sie dies möchten, bei dieser Sportart bleiben.

Falls Sie eine Bewegungsform gewählt haben, die eher einen Einstieg in die Bewegung darstellt, wie beispielsweise Spazierengehen, Musizieren in der Gruppe oder falls Sie Aktivitäten wie einen Einkaufsbummel oder Ausflüge in Freizeitparks vorgezogen haben, dann können Sie jetzt zu einer Freizeitsportart wechseln. Die Aktivität aus Schritt 2 müssen Sie deshalb nicht aufgeben.

Aber zwingen sollten Sie sich auch in Schritt 3 nicht. Falls Sie sich nicht mit dem Gedanken anfreunden können, einen „Sport" zu treiben, dann bleiben Sie z.B. beim Spazierengehen. Auch hier können Sie durch Erhöhung der Intensität Ihre Fitness steigern. Und schließlich gibt es einen fließenden Übergang zwischen Spaziergehen und Wandern. Sie können durch diese natürlichen Bewegungsformen alleine fit werden und bleiben.

Egal wie Sie sich entscheiden, ob Sie bei einer Freizeitsportart bleiben oder sich für eine neue Aktivität entscheiden, lohnt es sich, kurz auf die **Fitnessdisziplinen**, welche eine Freizeitsportart prägen, zu blicken.

Die wesentlichen Fitnessdisziplinen von Freizeitsportarten sind:

a) Steigerung von *Ausdauer* und *Kondition*,
b) Verbesserung von *Dehnung*, *Gelenkigkeit*, *Beweglichkeit* und *Akrobatik*,
c) Stärkung von *Kraft* und *Muskulatur*,
d) Verbesserung von *Koordination*, *Geschicklichkeit*, *Balance* und *Bewegungsablauf*.

In der Regel verbessern Sie durch jede Freizeitsportart alle vier aufgeführten Disziplinen. Die Schwerpunkte sind aber durchaus unterschiedlich. Hier sind einige Beispiele aufgeführt:

- *Aerobic* stärkt Ausdauer und Koordination (Disziplin a und d)
- *Badminton* steigert Ausdauer, Gelenkigkeit und Koordination (Disziplin a, b und d)
- *Ballsportarten* verbessern alle Disziplinen anteilig (Disziplin a, b, c und d)
- *Golf* verbessert v.a. Ausdauer und Koordination (Disziplin a und d)
- *Gymnastik* verbessert Dehnung, Gelenkigkeit, Koordination (Disziplin b und d)
- *Indoorcycling* stärkt Ausdauer (Disziplin a)
- *Joggen (Langstrecke)* steigert vor allem Ausdauer (Disziplin a)
- *Kampftraining* (z.B. Karate) verbessert alle Disziplinen anteilig (Disziplin a, b, c und d)
- *Kanu / Kajak* verbessert v.a. Ausdauer und Muskulatur (Disziplin a und c)
- *Klettern* zielt auf Gelenkigkeit, Muskulatur, Bewegungsablauf ab (Disziplin b, c, d)
- *Krafttraining* zielt auf Stärkung der Muskulatur ab (Disziplin c)
- *Leichtathletik* verbessert alle Disziplinen anteilig (Disziplin a, b, c und d)
- *Mountainbike* verbessert Ausdauer, Muskulatur, Koordination (Disziplin a, b, d)
- *Radfahren* verbessert v.a. Ausdauer und Muskulatur (Disziplin a und c)
- *Reiten* verbessert v.a. Koordination und Bewegungsablauf (Disziplin d)
- *Rudern* verbessert v.a. Ausdauer und Muskulatur (Disziplin a und c)
- *Schwimmen* verbessert v.a. Ausdauer und Muskulatur (Disziplin a und c)
- *Segeln (Boot)* verbessert v.a. Koordination und Bewegungsablauf (Disziplin d)
- *Skifahren* verbessert alle Disziplinen anteilig (Disziplin a, b, c und d)
- *Squash* steigert Ausdauer, Gelenkigkeit und Koordination (Disziplin a, b und d)
- *Tanzen* stärkt Ausdauer und Koordination (Disziplin a und d)

- *Tai Chi* verbessert alle Disziplinen anteilig
  (Disziplin a, b, c und d)
- *Tennis* steigert Ausdauer, Gelenkigkeit und Koordination
  (Disziplin a, b und d)
- *Training im Fitnessstudio (Geräte)* verbessert v.a. Muskulatur
  (Disziplin c)
- *Training im Fitnessstudio (Kurse)* verbessert meist alle
  Disziplinen anteilig

Nicht jede Person hat Spaß an den gleichen Bewegungen. Prüfen Sie einfach, was Ihnen am meisten liegt: Sind Sie z.B. eher ein ausdauernder Typ? Dann wäre eine Freizeitsportart, die Ausdauer und Kondition steigert, vielleicht für Sie das Richtige.

Und berücksichtigen Sie genauso, was Ihnen nicht liegt: Fällt es Ihnen z.B. schwer, Ihre Bewegungsabläufe zu koordinieren? Dann wäre Tanz vermutlich nicht die erste Wahl für Sie.

Vielleicht möchten Sie aber genau umgekehrt herum vorgehen und an Ihren Schwachpunkten arbeiten? Oder Sie möchten möglichst alle Fitnessdisziplinen gleichmäßig abdecken?

Wenn Sie diese Fragen für sich klären, dann können Sie rasch eine für Sie geeignete Freizeitsportart finden. Hier nochmals die vier Leitfragen im Überblick:

- Welche Fitnessdisziplinen[1] liegen mir besonders?
- Welche Fitnessdisziplinen[1] fallen mir schwer?
- Möchte ich auf meinen Stärken aufbauen oder an den Schwachstellen arbeiten?
- Bin ich an einer gleichmäßigen Abdeckung von allen vier Disziplinen[1] interessiert?

[1] Ausdauer / Kondition, Dehnung / Gelenkigkeit / Beweglichkeit / Akrobatik, Kraft / Muskulatur, Koordination / Geschicklichkeit / Balance / Bewegungsablauf

Egal, wie Sie sich letztendlich entscheiden – es gibt hier kein Richtig oder Falsch!

Die Prinzipien zur Auswahl der Freizeitsportart

Bei der Auswahl der Freizeitsportart gilt es, drei Grundprinzipien zu beachten:

1) *Regelmäßig praktizieren* – Der Freizeitsport sollte im Durchschnitt einmal pro Woche (oder öfters) praktiziert werden

2) *Fitnessdisziplinen des Freizeitsports möglichst ausgewogen und typgerecht* – Der Freizeitsport sollte nicht zu einseitig sein und Ihren Vorlieben und Zielen entsprechen

3) *Angemessene, nicht zu hohe Intensität* – Die Intensität des Freizeitsports darf nicht zu hoch sein und muss auf Ihre persönlichen Grenzen abgestimmt sein

Warum sind diese drei Prinzipien sinnvoll?

Zu 1) *Regelmäßig praktizieren*

Einen Freizeitsport kontinuierlich zu praktizieren, unterstützt Sie dabei fit zu werden. Erst durch die Regelmäßigkeit passt sich Ihr Körper an. Eine Sportart, die Ihnen vielleicht gefällt, wie z.B. Skifahren, aber nicht unabhängig von der Saison ausgeübt werden kann (weil z.B. keine Skihalle in der Nähe ist), steigert Ihre Fitness nicht dauerhaft.

Zu 2) *Fitnessdisziplinen des Freizeitsports möglichst ausgewogen und typgerecht*

Am besten ist es, wenn der Freizeitsport möglichst viele Disziplinen (wie z.B. Ausdauer, Dehnung, Kraft oder Koordination) gleichzeitig abdeckt. Vor allem sollte er aber Ihren persönlichen Vorlieben und Zielen gerecht werden.

Sportarten, die sehr einseitig sind, wie z.B. Gewichtheben, oder welche nicht für Sie geeignet sind, sollten daher gemieden werden.

Zu 3) *Angemessene, nicht zu hohe Intensität*

Im Abschnitt „Freizeitsport nicht übertreiben, keine Maximalbelastung" sind die Risiken aufgeführt, die Sie eingehen, wenn Sie es in Punkto Auspowern oder Beanspruchung übertreiben. Ihr Körper muss sich langsam an die gesteigerte Intensität der Bewegung anpassen. Bänder und Sehnen brauchen dafür viel Zeit.

Eine Überlastung oder gar eine Verletzung führt zu einer längeren Zwangspause. Gehen Sie daher nie an Ihre Grenzen heran, eine Beanspruchung im Bereich bis zu maximal 90% genügt völlig. Was für einen Leistungssportler gilt - nämlich die Grenzen auszutesten und zu überschreiten - sollte nicht Ihr Maßstab sein!

Wie kann ich diese drei Prinzipien umsetzen?

Im Abschnitt „Welche Freizeitsportart passt zu mir?" (ab Seite 206) haben Sie eine Orientierungshilfe erhalten, um für Sie interessante und passende Freizeitsportarten zu identifizieren.

Prüfen Sie für jede der Sportarten, die Sie interessiert, welche Fitnessdisziplinen (Beispiel: Ausdauer und Kondition) abgedeckt werden. Beantworten Sie dann für sich die vier Leitfragen, die am Ende des Abschnittes „Welche Freizeitsportart passt zu mir?" aufgeführt sind (Seite 208).

Wählen Sie die Freizeitsportart aus, die am besten zu Ihren Antworten der Leitfragen passt.

Der Einstieg in den Freizeitsport

<u>Hinweis:</u> Für die Ernährung gibt es keine Änderung zu Schritt 1. Es gelten weiterhin die dort aufgeführten vier Prinzipien (Seite 84).

<u>Wie lege ich los mit Schritt 3?</u>

Falls Sie in Schritt 2 bereits eine Freizeitsportart ausgewählt haben und sie Ihnen gefällt, können Sie diese jetzt regelmäßig und intensiver betreiben. Beginnen Sie dagegen in Schritt 3 erstmals mit einer Freizeitsportart, dann tasten Sie sich langsam heran, bevor Sie den Sport regelmäßig ausüben.

Für diese beiden Fälle soll jeweils ein Beispiel zur Verdeutlichung gegeben werden.

<u>Beispiel 1:</u> Sie haben in Schritt 2 begonnen, Fahrrad zu fahren. Dann können Sie jetzt die Strecken, die Sie fahren, ausdehnen und regelmäßig ein- oder zweimal die Woche eine Fahrradtour machen. Falls Sie sich fit genug fühlen, können Sie sich einer Gruppe anschließen - im Internet (z.B. auf Verabredungsportalen) oder in Ihrem Freundeskreis finden Sie Gleichgesinnte.

Bei Sportarten, die in einem Verein ausgeübt werden, bietet sich vielleicht eine Mitgliedschaft an.

<u>Beispiel 2:</u> Sie beginnen zum ersten Mal mit einer Freizeitsportart wie z.B. Klettern. Da Sie Ausrüstung benötigen, sollten Sie erst testen, wie Ihnen der Sport zusagt. Melden Sie sich für den erforderlichen Sicherungskurs an und leihen Sie am Anfang die benötigten Hilfsmittel (Kletterschuhe, Gurt, Sicherungsgerät, Chalkbag) in der Kletterhalle aus.

Erst wenn Sie sich sicher sind, dass die Freizeitsportart passt, sollten Sie (falls für die Sportart erforderlich) Ausrüstung kaufen und Verpflichtungen wie z.B. eine Mitgliedschaft eingehen.

Wie fühlen Sie sich bei Schritt 3?

Fühlen Sie sich wohl mit der Ernährung? Macht Ihnen der Freizeitsport Spaß? Dann sind Sie auf dem richtigen Weg. In der Regel nehmen Sie, sobald Sie mit Schritt 3 angefangen haben, kontinuierlich ab. Zu Beginn fällt die Abnahme kaum auf, beträgt vielleicht nur ein halbes Kilo oder weniger pro Woche. Das ist völlig normal.

Erst nach ein paar Wochen, wenn sich der Körper langsam umstellt und an die intensivere Bewegung anpasst, wird die Gewichtsabnahme etwas größer. Wenn Sie nach etwa einem Monat in Schritt 3 pro Woche 0,5 bis 1 kg Gewicht verlieren, ist es optimal. Bleiben Sie in diesem Bereich möglichst lange und reduzieren Sie Ihr Übergewicht kontinuierlich, aber langsam. Solange Sie dabei keine Hungergefühle plagen und es Ihnen körperlich gut geht, ist alles in Ordnung.

Problem: Ich sehe sportlicher aus, verliere aber kein Gewicht!

Wenn Sie im Spiegel eine Veränderung an sich erkennen, Sie sportlicher aussehen und die Problemzonen etwas kleiner werden, und trotzdem die Waage keine Gewichtsabnahme signalisiert, dann bauen Sie Muskeln auf und Fett ab. Muskelgewebe ist schwerer als Fettgewebe.

Dies ist positiv. Machen Sie weiter so! Die Muskelmasse erhöht den Grundumsatz. Lesen Sie dazu „Grundumsatz, Leistungsumsatz und Gesamtumsatz" in Kapitel 2.

Sofern Sie nicht übertrieben durch einseitiges Training Muskelmasse aufbauen, spricht nichts dagegen, wenn Sie die fehlende Gewichtsabnahme erst einmal ignorieren. Sie bauen ja kontinuierlich Fett ab und werden fitter. Früher oder später setzt auch die Gewichtsabnahme ein, außer Sie betreiben intensives Bodybuilding.

Natürlich könnten Sie durch eine weitere Reduzierung der Kohlenhydrate im Essen auch bei Muskelaufbau abnehmen (wenn Sie noch mehr Fett abbauen, als Sie an Muskelmasse zulegen). Das ist Ihre Entscheidung, wichtig ist, wobei Sie sich wohler fühlen.

Achten Sie auf jeden Fall darauf, dem Körper genügend Eiweiß zuzuführen. Das wird zum Aufbau der Muskeln benötigt.

Problem: Ich verliere kein Gewicht, was soll ich tun?

Falls Sie selbst nach einem Monat in Schritt 3 kein Gewicht verloren haben und auch nicht - wie im letzten Abschnitt beschrieben - eine optische Veränderung an sich erkennen, können Sie entweder den Freizeitsport intensivieren oder weniger Kohlenhydrate zu sich nehmen. Vielleicht essen Sie noch zu viele Scheiben Brot (oder Brötchen) am Tag? Oder haben Sie zu oft in der Woche ein Gericht mit kohlenhydrathaltigen Beilagen wie z.B. Reis oder Nudeln? Sparen Sie dann am Brot bzw. an diesen Beilagen.

Problem: Ich fühle mich hungrig oder bin gereizt, was soll ich tun?

Falls Sie sich leicht hungrig fühlen und etwas unruhiger als normal sind, dann werden Sie in der Regel durch mehr Bewegung ausgeglichener. Versuchen Sie die Dynamik in Bewegung umzusetzen! Das ist die beste Lösung. Denken Sie auch daran, dass regelmäßige Bewegung dabei hilft, beruflichen oder privaten Stress abzubauen.

Ist das Hungergefühl dagegen zu groß oder sind Sie so gereizt, dass es auf Ihr Verhalten abfärbt, dann können Sie dem Körper mehr Kohlenhydrate zuführen. Vielleicht ist Ihr Grundumsatz zu hoch und der Körper bekommt durch die Nahrung zu wenig Energie zugeführt. Essen Sie dann mehr Obst und erhöhen Sie die Menge an Brot oder kohlenhydrathaltigen Beilagen wie Reis oder Nudeln leicht. Aber übertreiben Sie es nicht damit - Sie bremsen die Gewichtsabnahme sonst wieder ein.

Woran Sie merken, dass es Zeit für Schritt 4 ist

Falls Sie Spaß am Freizeitsport gefunden haben und einen gewissen Ehrgeiz dabei entwickeln, dann sollten Sie prüfen, ob es Zeit ist, zu Schritt 4 überzugehen.

Verlieren Sie jetzt kontinuierlich Gewicht? Liegt die Abnahme bei 1,5 bis 2 Kilo pro Woche oder sogar noch höher? Dann sollten Sie lernen, wie Sie die Gewichtsreduktion durch eine Anpassung der Ernährung steuern und ggf. verlangsamen können. Zu rasches Abnehmen ist nicht gesund! Gehen Sie im Zweifelsfall zu Schritt 4 über.

7) Schritt 4 – Dauerhaft fit

Was Sie in Schritt 4 erwartet

Wenn Sie feststellen, dass Sie bei Ihren sportlichen Aktivitäten einen Ehrgeiz entwickeln und die Gewichtsabnahme 1,5 bis 2 Kilo pro Woche erreicht oder überschreitet, können Sie bereits daran denken, den Umstellungsprozess des Körpers langsam zu bremsen. Sie haben Muskeln aufgebaut und den Fettanteil reduziert, aber die Sehnen und Bänder brauchen mehr Zeit, um sich auf die erhöhte Bewegungsintensität einzustellen.

Jetzt werden die Impulse zum Abbau von Körperfett, die in Schritt 1 gesetzt wurden, zurückgefahren. Sie achten aber darauf, sich weiterhin gesund zu ernähren. Sie überlegen, wie Sie Ihre sportlichen Aktivitäten im Alltag verankern können, sei es durch eine Mitgliedschaft in einem Verein, regelmäßige Treffen in einer offenen Sportgruppe oder ein einfaches kurzes Training zuhause.

Etwa vier bis sechs Monate nach Start des Programms haben Sie zwei wichtige Ziele erreicht:

1. Sie sind körperlich fit, haben ihr Übergewicht ganz oder zum überwiegenden Teil abgebaut, schauen Ihren Körper wieder gerne im Spiegel an und freuen sich, ein aktives Leben zu führen.

2. Sie haben verstanden, worauf es ankommt und haben die Grundlage gelegt, auch in den kommenden Jahren dauerhaft fit zu bleiben.

Möglichkeiten, Sport im Alltag zu verankern

Um Bewegung und Sport im Alltag zu verankern, gibt es mehrere Möglichkeiten:

- **Freizeitsport alleine durchführen**: Natürlich können Sie den Freizeitsport Ihrer Wahl einfach alleine ausüben, sofern Sie dazu keinen Partner benötigen.
- **Sportverein oder Treffen in der Gruppe**: Ein paar nützliche Hinweise, für den Fall, dass Sie den Freizeitsport in einem Verein oder in einer Gruppe ausüben möchten, finden Sie im nachfolgenden Abschnitt.
- **Training zuhause**: Ideen für kleine Trainingseinheiten, die Sie zuhause durchführen können, als Ergänzung oder Alternative zum Freizeitsport, sind in einem separaten Abschnitt weiter unten aufgeführt.
- **Mini Work-outs zwischendurch**: Es gibt immer wieder Aktivitäten, die Sie ganz problemlos in den Alltag einbauen können - zuhause, bei der Arbeit oder wenn Sie draußen in Ihrer Freizeit unterwegs sind. Lassen Sie sich einfach von den weiter unten genannten Beispielen inspirieren.

Wählen Sie basierend auf Ihrer persönlichen Fitness, Ihren Vorlieben und Ihrer verfügbaren Zeit einfach die Bausteine aus, die Ihnen am besten zusagen.

Sportverein oder Treffen in der Gruppe

Es gibt eine Vielzahl von Möglichkeiten, wie Sie Sport in der Gemeinschaft ausüben können. Hier finden Sie ein paar Hinweise dazu:

- *Probetrainings* – Nutzen Sie Probetrainings oder Probeabos um zu testen, ob Ihnen eine bestimmte Freizeitsportart oder ein bestimmter Verein zusagen könnte.
- *Mitgliedschaft im Verein / Club* – Der klassische Weg, um regelmäßig Freizeitsport zu praktizieren, ist die kostenpflichtige Mitgliedschaft in einem Verein oder einem Club, welcher die gewünschte Sportart in der Nähe anbietet.
- *Kostenlose Sportgemeinschaften* – Gerade in Ballungszentren gibt es einige kostenlose Angebote von Sportgemeinschaften. Suchen Sie lokal nach eventuell verfügbaren Angeboten zu der für Sie interessanten Sportart.
- *Belegung von Sportkursen* – Sportkurse (z.B. Aerobic, Gymnastik, Tanzen, Zumba®) zu belegen ist eine Alternative zu einer Mitgliedschaft in einem Verein. Es gibt unzählige Sportkurse, die vielleicht von einem Fitnesscenter, einem Verein, einer Sportschule oder z.B. der Volkshochschule (VHS) in der Nähe angeboten werden.
- *Sportgruppen über Verabredungs-App* – Falls Sie spontan Lust dazu haben, Sport in einer Gruppe oder mit einem Partner auszuüben, können Sie auch Verabredungs-Apps wie z.B. Spontacts nutzen.
- *Sportverabredungen über Communities* – Es gibt unzählige Gemeinschaften oder Communities, die regelmäßig Sportveranstaltungen durchführen. Falls Sie z.B. gerne Klettern oder Bouldern, können Sie eine Community wie kletterdorf.de nutzen. Es gibt für jede Sportart in der Regel mehrere Communities, die Sie leicht über eine Internetsuche finden können.
- *Sportverabredungen über Kontaktportale* – Auch über Portale wie z.B. new-in-town.com können Sie Gleichgesinnte für eine Verabredung zum Sport finden. Vielleicht sind Sie ja bereits Mitglied in einem geeigneten Kontaktportal.

- *Teilnahme an kostenpflichtigen Programmen* – Es gibt viele kostenpflichtige Programme, die auf ganz unterschiedlichen Methoden basieren. Haben Sie vielleicht Spaß an einem ungewöhnlichen Hindernislauf? Dann könnte Xletix für Sie interessant sein. Mögen Sie Workout-Programme? Dann könnte z.B. CrossFit etwas für Sie sein.

Training zuhause

Ein Training zuhause kann den Freizeitsport, den Sie ausüben, unterstützen oder falls Sie z.B. beruflich nicht dazu kommen, den Sport auch ganz ersetzen.

Schauen Sie sich dazu die vorgeschlagenen Übungen an und übernehmen Sie, falls Sie Spaß daran haben, die eine oder andere davon. Die Intensität einer Übung und die Anzahl der Wiederholungen sollten Sie so auswählen, dass es zu Ihrer aktuellen Fitness passt. Sie sollten sich nicht komplett unterfordern, aber auch nicht verausgaben.

Die nachfolgenden Übungen können Sie ohne Hilfsmittel durchführen. Eine geeignete Unterlage ist ausreichend. Ich nutze dazu eine Isomatte, die sich leicht wegräumen lässt.

- *Dehnungsübungen* – im Internet finden Sie eine Vielzahl an Dehnungsübungen, mit denen Sie Ihre Gelenkigkeit und Dehnung verbessern können. Z.B. können Sie im Stehen die Beine etwa schulterbreit oder weiter spreizen und zuerst den Oberkörper nach vorne beugen, die Arme und Hände dabei in Richtung Boden wippen lassen, und danach abwechselnd den Oberkörper zum linken und zum rechten Knie beugen. Üben Sie bei der Dehnung nicht zu viel Druck aus.
- *Kniebeuge* – Sie stehen gerade mit geschlossenen Beinen und beugen die Knie durch. Der Oberkörper bleibt dabei senkrecht, die Arme können Sie zur besseren Balance nach vorne ausstrecken.
- *„Jumping Jacks" oder Hampelmänner* – das ist eine einfache Möglichkeit, um den Kreislauf in Schwung zu bekommen, ohne dass Sie joggen gehen oder ein Gerät wie z.B. ein Laufband nutzen müssen. Stehen Sie dazu gerade mit geschlossenen

Beinen, die gestreckten Arme an die Beine seitlich angelegt (Position 1 - Ausgangsstellung). Dann hüpfen Sie mit den Beinen zur Seite und ziehen die Arme in einem weiten Kreisbogen gestreckt nach oben (Position 2 - Hampelmann). Hüpfen Sie abwechselnd von einer Position in die andere.

- *Liegestütz (vereinfacht)* – Falls Ihnen ein normaler Liegestütz zu schwer ist, können Sie sich auf den Knien abstützen. Am besten verschränken Sie dazu die Füße hinter den Knien.
- *Liegestütz / Push-up (normal)* – Achten Sie bei der Liegestütze darauf, dass Sie eine gute Körperspannung haben und den Oberkörper möglichst gerade halten. Ein Hochziehen des Pos oder ein Durchhängenlassen ist nicht gut. Eine Illustration zur sauberen Durchführung finden Sie z.B. auf Wikipedia unter dem Stichwort „Liegestütz".
- *Liegestütz (erschwert)* – Es gibt viele Varianten, wie Sie ein Liegestütz weiter erschweren können. Sie können z.B. die Füße höher ablegen (auf einem Sofa). Kampfsportler führen Liege-stützen auch auf den Fäusten oder den Fingern durch, anstatt sich auf den Handflächen abzustützen. Sie können Liegestützen mit nur einem Arm durchführen oder beim Durchführen des Liegestützes in die Hände klatschen.
- *Rumpfbeuge / Sit-up* – Mit der Rumpfbeuge trainieren Sie Ihre Bauchmuskulatur. Sie liegen dabei auf dem Rücken mit angewinkelten Beinen und ziehen den Oberkörper in Richtung der Knie hoch. Am besten ist es, wenn die Füße während der Übung eingehakt sind. Ich nutze dazu z.B. einen Bettpfosten oder ein anderes geeignetes Möbelstück und verschränke die Füße dahinter. (So können Sie Rumpfbeugen z.B. auch im Hotelzimmer durchführen, wenn Sie unterwegs sind.) Die Hände halten Sie mit angewinkelten Armen in Kopfhöhe. Eine Illustration zur sauberen Durchführung finden Sie z.B. auf Wikipedia unter dem Stichwort „Sit-up".
- *Rumpfbeuge (Varianten)* – Um die seitliche Bauchmuskulatur zu stärken, können Sie sich auch aus der gebeugten Position mit dem Oberkörper abwechselnd zur linken oder rechten Seite beim Absenken des Oberkörpers neigen.
- *Klimmzug* – An einem stabilen Türrahmen können Sie einen oder mehrere Klimmzüge machen. Zur Stärkung der Bauchmuskulatur können Sie dabei die Knie hochziehen - je höher umso besser.

Alternativ können Sie natürlich auch ein Training anhand von Videos durchführen. Es gibt zu jeder Thematik wie z.B. Gymnastik, Joga, Pilates, Intervalltraining, Aerobic oder Zumba®, um nur ein paar Beispiele zu nennen, im Internet oder Handel verfügbare Videos bzw. DVDs, die Sie nutzen können.

Für die nachfolgenden Übungen brauchen Sie nur kleine Trainingsgeräte, die nicht viel Platz in der Wohnung einnehmen, und die Sie zum Teil auch mitnehmen können, wenn Sie verreisen.

- *Expander, Band oder Schlinge* – Mit einem Expander, Gymnastikband oder mit elastischen Schlingen können Sie eine Vielzahl an Übungen zur Stärkung der Muskulatur durchführen. In der Regel sind die Übungen, die Sie mit den einzelnen Geräten machen können, auf der Verpackung oder in einer dazugehörigen Anleitung im Detail beschrieben. Ein Expander mit herausnehmbaren Widerstandbändern eignet sich zum Beispiel hervorragend, um Brust-, Arm- und Rückenmuskulatur zu stärken.
- *Pro Former* – Ein Pro Former von Bremshey® oder ein vergleichbares Fitnesstrainingsgerät von anderen Herstellern, welches wie eine Feder unter Druck bewegt wird, ist eine gute Ergänzung zum Expander oder Band, welches unter Zug beansprucht wird. Durch Zusammendrücken des Pro Formers mit den Händen vor der Brust lässt sich z.B. die Brustmuskulatur stärken.
- *Klimmzug an Hangboard* – Falls Sie einen stabil befestigten Haken an der Decke haben, können Sie z.B. ein Hangboard wie den im Handel erhältlichen „Fingerschinder" (Hangboard mit nur 1 kg Gewicht) an Seilen befestigen und daran Klimmzüge ausführen. Vorteil: Das Hangboard nimmt wenig Platz weg und ist sehr einfach zu befestigen und wieder abzunehmen.
- *Training mit zwei kleinen Hanteln* – Mit einer kleinen Hantel mit 1-2 kg Gewicht in jeder Hand können Sie durch seitliches Strecken der Arme (Arme zuerst am Körper seitlich herunterhängen lassen, dann seitlich bis in die horizontale Position strecken) und durch Strecken der Arme nach vorne (Arme zuerst vor der Brust anwinkeln und dann gerade nach vorne strecken) die Oberkörper- und Schultermuskulatur stärken.

- *Training mit einer kleinen Hantel* – Eine Hantel mit ein paar Kilo Gewicht (2-5 kg) genügt schon, um mit Armbeugen Ihren Bizeps zu trainieren.
- *Fingertraining mit kleinem Ball* – Durch regelmäßiges Drücken eines Tennisballs oder eines speziell für das Training konzipierten Balls (z.B. GripSaver™ von Metolius) können Sie Finger-, Hand- und Unterarmmuskulatur stärken.

Auch ein Boxsack und Boxhandschuhe (oder die kleineren Grappling Handschuhe) können eine gute Ergänzung für Ihr Training zuhause sein. Sie benötigen nur einen stabil befestigten Haken an der Decke und können den Boxsack bei Bedarf einfach auf- oder wieder abhängen.

Vielleicht haben Sie aber auch Lust, sich größere Geräte für den Ausdauersport (wie z.B. ein Crosstrainer, Laufband, Rudergerät, Ergometer, Indoor Cycle, Heimtrainer, Trampolin oder Stepper) oder für das Krafttraining (wie z.B. eine Kraftstation, Hantelbank, Langhantelstation, Bauchtrainer, Rückentrainer, Klimmzugstange oder Studio-Kraftgeräte) anzuschaffen. Je nach Vorlieben, Platzangebot und finanziellen Möglichkeiten können Sie dies natürlich tun.

Eine Notwendigkeit, sich größere und teure Geräte anzuschaffen, gibt es aber nicht. Ich persönlich habe außer den oben bei den entsprechenden Übungen beschriebenen kleinen Trainingsgeräten und einem Boxsack mit Grappling Handschuhen keine Sportgeräte zuhause stehen.

Achten Sie auch auf die im Folgenden beschriebenen „Mini Workouts", die Sie ggf. in das Training zuhause einbauen können.

Mini Work-outs zwischendurch

Die nachfolgenden Mini Work-outs können Sie nach Belieben übernehmen. Die Mini Work-outs sind in der Reihenfolge ansteigender Schwierigkeit aufgeführt. Was Ihnen nicht gefällt, nicht zu Ihnen passt oder zu schwierig ist, lassen Sie einfach weg. Vielleicht haben Sie auch zusätzliche, eigene Ideen, die Sie in den Alltag einfließen lassen möchten?

„Muskeln anspannen": Spannen Sie nacheinander alle Muskeln am Körper einzeln an und halten Sie die Spannung jeweils für ein paar Sekunden. Sie können z.B. mit einem Fuß beginnen, dann mit Unterschenkel und Oberschenkel weitermachen, bevor Sie mit dem anderen Fuß bzw. Bein fortfahren. Dann folgen Bauchmuskeln, Brustmuskeln, die Muskeln an Armen und Händen. Mit den Schulter- und Nackenmuskeln schließen Sie den Mini Work-out ab. Diese Übung können Sie im Sitzen oder Stehen machen. Sie bietet sich besonders dann an, wenn sich keine andere Möglichkeit bietet, sich zwischendurch zu bewegen, z.B. bei einer längeren Busfahrt, im Flugzeug oder zwischendurch am Arbeitsplatz.

„Zügig gehen": Gehen Sie, wenn Sie zu Fuß unterwegs sind, einfach mal ein Stück ganz bewusst zügiger, bis sich der Puls erhöht. Ob Sie dies bei einem Einkaufsbummel, einer Strecke auf dem Flur während der Arbeit oder bei einem Spaziergang tun, ist Ihre Entscheidung.

„Treppen mit Schwung nehmen": Gehen Sie im leeren Treppenhaus die Treppen einer Etage hoch und ziehen Sie bei jedem Schritt die Beine leicht in Richtung Brust hoch oder tänzeln, hüpfen Sie zur nächsten Stufe hoch. Eine Etage genügt bereits, um Ihren Puls zu erhöhen.

„Nur jede zweite Stufe nehmen": Diese Übung sieht sportlich aus und kommt auch im vollen Treppenhaus gut an. Sie lassen jeweils eine Stufe aus. Falls Ihnen das nicht reicht, erhöhen Sie zusätzlich das Tempo. Aber Achtung – nicht übertreiben. Eine Etage bringt Ihr Blut bereits in Wallung.

„Körper an einer Einbuchtung hochdrücken": Kennen Sie den Barren mit zwei parallelen Holmen, den Sportler als Turngerät verwenden? Es gibt im Alltag viele Möglichkeiten, Ihren Körper hochzudrücken,

als würden Sie sich mit beiden Armen an den Holmen eines Barren abstützen. Ein paar Beispiele dazu:

- In der Küche bilden zwei stabile Arbeitsplatten einen innenliegenden 90-Grad-Winkel. Setzen Sie sich an diesem innenliegenden Eck mit dem Hinterteil auf die Platten und stützen Sie sich dann mit den Händen links und rechts auf den Arbeitsplatten ab. Dann drücken Sie den Körper hoch und ziehen falls möglich die Knie dabei an.
- In einem Aufzug sind an drei Seiten stabile (!) Metallstangen angebracht. Stützen Sie sich an einem Eck an den beiden Stangen mit den Händen ab und drücken Sie den Körper hoch, ziehen Sie die Knie dabei möglichst an.
- Das gleiche funktioniert auch mit einem stabilen (!) Stuhl - nehmen Sie die beiden Armlehnen als Ersatz für die Holme, stützen Sie sich daran ab.
- Die Metallstangen eines Geländers oder die Begrenzungsmauern links und rechts an einem schmalen Weg können Sie eventuell als Holme nehmen, um sich abzustützen.

„Klimmzug an Gegenstand": Immer wieder finden Sie eine Möglichkeit, wenn Sie unterwegs sind, an einer Stange, einem stabilen Ast, einem stabilen Türrahmen oder etwas ähnlichem einen oder mehrere Klimmzüge zu machen. Achten Sie aber darauf, dass Sie nicht stürzen können (falls der Gegenstand nicht stabil genug ist) und sich nicht schneiden (z.B. an scharfen Metallkanten).

Die Prinzipien für eine dauerhafte Fitness

Um dauerhaft fit zu bleiben, sollten Sie die folgenden vier Prinzipien verinnerlichen:

1) *Kein Zucker* – Lebensmittel, die Zucker als Inhaltsstoff besitzen, bleiben auch weiterhin aus dem Speiseplan verbannt oder werden in der Menge deutlich reduziert. Auf das Nachsüßen von Speisen mit Zucker, Zuckerersatzstoffen, Süßstoffen oder natürlichen Süßungsmitteln wie z.B. Honig oder Ahornsirup wird ganz oder überwiegend verzichtet.

2) *Produkte mit Geschmacksverstärker, übermäßig Salz und Transfettsäuren meiden* – Lebensmittel, die zugesetzte Geschmacksverstärker, große Mengen an Salz, oder Transfettsäuren enthalten, werden auch weiterhin vom Speiseplan gestrichen oder in der Menge deutlich reduziert. Gerichte werden nur in Maßen zusätzlich gesalzen.

3) *Ernährungspyramide beachten* – Grundlage der wissenschaftlich anerkannten, ausgewogenen Ernährung und der Empfehlung von staatlichen Gesundheitsbehörden ist für einen gesunden und fitten Menschen die Ernährungspyramide. Sie dient als Orientierung für die Ernährung.

4) *Bewegung und Freizeitsport im Alltag verankern* – Abwechslungsreiche und regelmäßige Bewegung wird ebenso wie ein gesundes Maß an Freizeitsport im Alltag verankert.

Warum sind diese vier Prinzipien sinnvoll?

Zu 1) bis 3) siehe „Die Prinzipien der Ernährungsumstellung" (Kapitel 4)

Zu 4) *Bewegung und Freizeitsport im Alltag verankern*

Wenn Sie regelmäßige Bewegung und Freizeitsport im Alltag verankert haben, dann bleiben Sie dauerhaft fit. Sie fördern durch die Bewegung Ihre Gesundheit und bauen Stress ab. Ihr Körper bleibt in Form und ist weniger anfällig für Krankheiten. Den „Jo-Jo-Effekt", wie nach dem Absolvieren einer klassischen Diät, haben Sie nicht zu befürchten.

Wie kann ich diese vier Prinzipien umsetzen?

Das Umsetzen ist relativ einfach:

- Die drei Prinzipien zur Ernährung haben Sie bereits in den letzten Programmschritten umgesetzt und verankert. Achten Sie einfach auch weiterhin darauf, nicht gegen diese Prinzipien zu verstoßen.
- Das bisher gültige zusätzliche Prinzip zur Ernährung, nämlich „Einfache Kohlenhydrate reduzieren", entfällt. Sie können jetzt eine normale Menge an Kohlenhydraten zu sich nehmen bzw. über die Menge eine eventuell gewünschte weitere Gewichtsabnahme steuern. Details dazu sind im nachfolgenden Abschnitt „Die Umsetzung: Kohlenhydratmenge anpassen" erläutert.
- Zur Verankerung von Bewegung und Freizeitsport im Alltag können Sie die passenden Bausteine aus den Abschnitten „Möglichkeiten, Sport im Alltag zu verankern", „Sportverein oder Treffen in der Gruppe", „Training zuhause" und „Mini Work-outs zwischendurch", die Ihnen persönlich am meisten zusagen, übernehmen.

Die Umsetzung: Kohlenhydratmenge anpassen

Sie können in Schritt 4 eine nach der Ernährungspyramide normale Menge an Kohlenhydraten zu sich nehmen bzw. über die Menge eine eventuell gewünschte weitere Gewichtsabnahme steuern.

Die kohlenhydrathaltigen Produkte lassen sich in folgende Kategorien einteilen:

a) Regelmäßiger Verzehr (keine Einschränkungen)

- Gemüse
- Obst

b) Regelmäßiger Verzehr (zur Steuerung)

- Brot (Mischbrot, Roggenbrot oder Weißbrot) mit Körnern
- Vollkornbrot
- Basis-Müsli mit Getreideflocken
- Haferflocken
- Reis (bevorzugt Natur- oder Vollkornvarianten) (weißer Instant-Reis nur gelegentlich)
- Mais
- Kartoffeln (Ofenkartoffeln oder grobe Kartoffelecken) (aber keine Bratkartoffeln und keine Pommes Frites)

c) Mäßiger Verzehr (sollte Ausnahme bleiben)[1]

- Baguette, Bier, Brezeln, Croissant, Kartoffelpüree, Waffeln, Weißbrot, weißer „klebriger" Reis (Instant-Reis)

d) Kein Verzehr[1,2]

- Zuckerhaltige Produkte[2]: Süßigkeiten, Ketchup, Softdrinks, Honig, etc.
- Berliner, Bratkartoffeln, Chips, Cornflakes, Kekse, Kräcker, Pommes Frites, Popcorn, Reispudding

[1] Produkte mit einem hohen Glykämischen Index - Details siehe: „Der Glykämische Index" (Kapitel 2)
[2] Nach Prinzip 1 zur Ernährung - „Kein Zucker"

Wie sind die Kategorien zu verstehen?

Gemüse und Obst sollten Sie wie auch zuvor schon reichlich verzehren. Die Produkte der Kategorie b) können Sie jetzt gezielt zur Steuerung der Gewichtsabnahme verzehren:

- Falls Sie den Gewichtsverlust einbremsen wollen, essen Sie mehr von den aufgeführten Brotsorten, Getreideflocken oder Getreidesorten
- Umgekehrt gilt: zum Erhöhen des Gewichtsverlust essen Sie entsprechend weniger davon

Produkte der Kategorie c) sollten Sie nur in Ausnahmefällen verzehren, d.h. wenn Sie auf die gesünderen Produkte der Kategorie b) nicht zurückgreifen können.

Welche Mengen an Produkten der Kategorie b) sind normal?

Zur Orientierung sollen folgende Beispiele für eine durchschnittliche Person von 80 kg dienen. Die Beispiele geben nur die Menge an Produkten der Kategorie b) an, die an einem Tag gegessen wird, und sind natürlich <u>zusätzlich</u> zu den nicht kohlenhydrathaltigen Produkten (also z.B. Fleisch, Fisch, Eier, Milchprodukte, etc.) und zum Verzehr an Gemüse und Obst zu verstehen.

Falls Sie weniger oder mehr als 80 kg wiegen, passen Sie die Mengen einfach in der Größenordnung an - bei 120 kg Gewicht würden Sie also 50% mehr davon zu sich nehmen.

(EL = Esslöffel)

Wenig (führt zu einer Abnahme)

- Eine Scheibe Brot und 3 EL Basismüsli
- oder: Eine normale Portion Reis als Beilage
- oder: Eine Scheibe Brot und eine kleine Ofenkartoffel

Normal (Gewicht bleibt konstant)

- Drei Scheiben Brot und 5 EL Basismüsli
- oder: Eine normale Portion Reis und eine Portion Mais als Beilage
- oder: Ein großes Sandwich und eine große Ofenkartoffel

Zu viel (kann zu einer Zunahme führen)

- Zwei Scheiben Brot und zwei große Sandwiches
- oder: Ein großes Sandwich morgens, eine Portion Reis mittags, drei Scheiben Brot abends
- oder: Eine Scheibe Brot und 5 EL Basismüsli morgens, Reis und Mais als Beilagen mittags, eine große Ofenkartoffel abends

Prüfen Sie einfach, mit welcher Menge Sie den gewünschten Effekt, also z.B. eine langsame Gewichtsreduktion oder ein Halten des Gewichtes, erzielen. Die Beispiele sollen nur als erste Orientierungshilfe dienen.

Zur Inspiration können Sie auch den „Wochenplan: Beispiel für Schritt 4" im Anhang heranziehen. Dieser zeigt eine beispielhafte, ausgewogene Ernährung innerhalb einer Woche, welche dem Prinzip der Ernährungspyramide folgt.

Wie fühlen Sie sich bei Schritt 4?

Über die Menge an Kohlenhydraten können Sie die Geschwindigkeit steuern, mit der Sie eventuell noch weiter abnehmen wollen. Am besten ist es, wenn Sie sich langsam Ihrem Zielkorridor nähern. Eine Abnahme von mehr als 1 bis 1,5 kg pro Woche ist nicht empfehlenswert. Es genügt aber auch völlig, wenn Sie immer wieder einmal ein weiteres Kilo verlieren, unabhängig von der Zeitdauer, ob dies nach zwei Wochen oder über einem Monat geschieht. Wichtig ist, dass Sie sich dabei wohlfühlen.

Vielleicht haben Sie ein klares Ziel, z.B. einen bestimmten Body-Mass-Index[1] vor Augen, den Sie gerne erreichen möchten. Oder es geht Ihnen nicht um das Gewicht, sondern darum, wie fit Sie sich fühlen. Im Endeffekt wird es keinen Unterschied machen, welchen Weg Sie einschlagen. Wenn Sie sich gesund ernähren und sich regelmäßig bewegen, stellt Ihr Körper automatisch den für Sie passenden Body-Mass-Index und das damit einhergehende Gewicht ein.

In diesem Zusammenhang ist es auch wichtig, Ihre persönlichen Ziele zu prüfen, sobald Sie sich Ihrem Zielkorridor nähern und z.B. nur noch 4 bis 8 kg davon entfernt sind. Gibt es einen Widerstand beim Abnehmen, den Sie klar spüren? Oder nehmen Sie immer noch so rasch ab, dass Sie vielleicht sogar tiefer landen werden? Beides ist möglich. Es kann sein, dass Sie ein zu tiefes Gewicht anstreben, womit sich Ihr Körper nicht wohlfühlen wird. Oder ein immer noch zu hohes Gewicht, welches ihr Körper einfach unterschreiten wird.

In beiden Fällen sollten Sie Ihre persönlichen Ziele anpassen, sofern aus medizinischen Gründen nichts dagegen spricht. Sprechen Sie mit Ihrem Arzt – er kann Ihnen hier sicherlich weiterhelfen und Ihnen eine Indikation geben, was für Sie gesund und empfehlenswert ist.

---

[1] Der Body-Mass-Index (BMI) ist eine Zahl, welche das Körpergewicht in Relation zur Körpergröße im Quadrat setzt. BMI = Körpermasse (in kg) / Körpergröße^2 (in Metern). Ein BMI zwischen 18,5 und 25 (kg/m^2) wird als normalgewichtig eingestuft.

Sobald Sie Ihre persönlichen Ziele in Hinblick auf Fitness oder Gewicht erreicht haben oder kurz davor sind, nähern Sie sich dem Ende von Schritt 4. Die wichtigsten Fragen, die Sie sich jetzt stellen sollten, sind:

- Fühle ich mich mit der Ernährung wohl?
- Macht mir die Bewegung Spaß?
- Kann ich mir vorstellen, diesen Weg auch die nächsten Jahre oder Jahrzehnte weiterzugehen?

Falls Sie diese Fragen für sich jeweils mit einem „Ja" beantworten können, ist es prima.

Aber auch falls Sie noch nicht endgültig an diesem Ziel angekommen sind, können Sie diesen Weg weitergehen und Anpassungen vornehmen, bis Sie wirklich zufrieden sind. Im Rahmen der Regeln der Ernährungspyramide können Sie Schwerpunkt setzen, die optimal auf Ihre Bedürfnisse abgestimmt sind. Ihre Vorlieben beim Freizeitsport ändern sich vielleicht mit der Zeit.

Mein Tipp ist: Bleiben Sie neugierig und experimentierfreudig. Gehen Sie Ihren eigenen Weg. Solange Sie Ihr Ziel, dauerhaft fit und gesund zu bleiben, nicht aus den Augen verlieren, kann nichts schiefgehen.

Ich bin topfit!

Natürlich gibt es keine allgemeingültige Definition dafür, was es bedeutet „topfit" zu sein. Ein Leistungssportler wird darunter etwas ganz anderes verstehen, als eine Person, die dauerhaft gesundheitliche Probleme hat.

Daher ist es letztlich nur wichtig, wie Sie sich fühlen. Sind Sie zufrieden mit Ihrer Fitness? Passt Ihr Gewicht? Sind Sie mit Ihrer äußeren Erscheinung zufrieden? Dann können Sie zurecht zu sich sagen: „Ich bin topfit!"

Und dazu darf ich Ihnen ganz herzlich gratulieren!

Fit zu sein ist ein wertvolles Gut. Geben Sie darauf Acht. Auch wenn Sie dieses Buch zur Seite gelegt und vielleicht irgendwann vergessen haben werden – bleiben Sie Ihren Ernährungsprinzipien weiterhin treu und vernachlässigen Sie nicht die Bewegung. Dann steht Ihrer gesunden und fitten Zukunft nichts im Wege!

Anhang

Persönlicher Erfahrungsbericht

Einen Einblick in meine Erfahrungen zu den Themen Abnehmen, Diäten und Fitness, und was mich inspiriert hat, eine neue Methode zu entwickeln, lesen Sie in diesem Erfahrungsbericht.

Wie der Teufelskreis begann

Bei einer Körpergröße von 1,75 cm sollte ich als Mann etwa 65 bis 70 kg wiegen, dann hätte ich 'Normalgewicht'. Mit Anfang 30 entfernte sich das tatsächliche Gewicht leider immer mehr von diesem Bereich, da ich mich nicht um gesunde Ernährung oder genügend Bewegung kümmerte. Zum Glück verteilte sich das überschüssige Fett gleichmäßig an meinem Körper. Daher empfand ich das Übergewicht am Anfang als nicht besonders störend. Mit 78 kg, also rund 10 kg Übergewicht, sah ich in Kleidung noch relativ schlank aus. Nur wenn ich am Strand war und meinen Körper ohne Hemd und Pulli zeigte, dann war es mir unangenehm.

Aber bei diesem Gewicht blieb es nicht. Mit Ende 30 hatte ich 87 kg erreicht, was einem Übergewicht von 20 kg entsprach. Ich vermied es, mich mit entblößtem Oberkörper in der Öffentlichkeit zu zeigen. Schwimmbäder, Saunen oder gemeinsame Umkleiden mied ich. Ich schämte mich im Sommer im T-Shirt für meinen dicken Bauch.

Diäten, Trainings und Jo-Jo-Effekt

Gesundheitlich wirkte sich das Übergewicht deutlich aus. Die Blutwerte waren schlecht, ich geriet schnell außer Puste und bekam Kreislaufprobleme. Mein Blutdruck war deutlich erhöht, was sich auch am Platzen von Äderchen in den Augen zeigte. Wenn dieser 'Warnschuss' im Spiegel nicht aufgetreten wäre, hätte ich vermutlich weiter zugenommen. Aber die roten Augen, die ja leider ein bis zwei Wochen lang zu erkennen sind, waren mir beruflich gesehen unangenehm und ich musste handeln.

So schaute ich, welche Diät gerade in Mode war und welches Training dazu empfohlen wurde. Um das Ganze möglichst schnell hinter mich zu bringen, achtete ich sehr darauf, wie schnell man angeblich abnehmen konnte. 3 kg in einer Woche? 5 kg in einer Woche? Das hörte sich doch gut an. Ich müsste nur 1 bis 2 Monate durchhalten und schon wäre mein Problem gelöst. So schnell ging es nicht, aber nach 3 Monaten Quälerei hatte ich 10 kg weniger auf der Waage.

Mit Disziplin gelang es mir, den Zeitraum, bis ich mein altes Übergewicht von 20 kg wieder hatte, auf 1 bis 1,5 Jahre zu strecken. Dann fing ich die nächste Diät an, wenn sich wieder geplatzte Äderchen im Spiegel zeigten. In den folgenden Jahren habe ich diese Jo-Jo-Diäten kombiniert mit Trainings - Jogging oder Fitness-training bis zum Muskelkater - in unterschiedlichen Varianten mehr-fach gemacht.

Die späte Erkenntnis

Erst mit 50 Jahren fragte ich mich, wie ich allen Ernstes auf Diäten und Trainings vertrauen konnte, die 3 bis 5 Kilo Gewichtsreduktion pro Woche versprachen. Bei einem Höchstgewicht von 87 kg bedeutet eine Abnahme von 5 kg pro Woche, dass ich nach spätestens 2 Monaten (5 kg mal 8 Wochen = 40 kg) mausetot wäre. Bei 3 kg pro Woche nach 3 Monaten. Das sind keine Diäten, das ist Verhungern!

Aber weil man weiß, dass die Quälerei nicht lange auszuhalten ist, möchte man diesen Angeboten glauben. Je mehr Kilos zu verlieren sind, umso attraktiver. Man muss jedoch auch den Zeitraum im Blick haben.

Prüfen Sie sich selbst anhand folgenden Beispiels. Was wäre Ihnen lieber?

- Eine Methode, mit der Sie in einem halben Jahr 20 Kilo abnehmen?
  (Meine Meinung: das wäre ok für mich.)

- Oder eine Methode, bei der Sie durchschnittlich pro Woche 0,75 kg abnehmen?
  (Meine Meinung: Das klingt nach sehr wenig.)

Wenn Sie nachrechnen, merken Sie, dass beides auf das Gleiche hinausläuft.

Ein eigener Weg, eine neue Methode musste her

Es war höchste Zeit umzudenken. Wenn ich durstig bin, dann vertraue ich meinem Körper ja auch. Ich prüfe nicht, ob ich schon genug Wasser für den Tag getrunken habe. Natürlich trinke ich spätestens dann etwas, wenn ich durstig bin! Warum sollte es mit dem Hungergefühl anders sein? Wären wir nicht schon längst als Mensch ausgestorben, wenn unser Körper so fehlerhaft funktionieren würde?

Übergewicht ist ja nicht das eigentliche Problem, sondern nur ein Symptom. Die Ursache ist hinlänglich bekannt: Schlechte Ernährung und mangelnde Bewegung führen dazu, dass wir nicht fit sind und Fett ansetzen. Wenn ich mich vernünftig ernähre, dann kann ich mich auch satt essen. Das besagt zumindest die Theorie. Stimmt das aber auch?

Mein erster Schritt: Gesunde Ernährung

Ich entschied mich, meine Ernährung umzustellen. Ich las mich in das Thema Ernährung ein und fing an, mich besser zu ernähren. Ganz ohne Ziel, mein Gewicht zu reduzieren.

Nach ein paar Wochen fühlte ich mich besser. Ich war geistig aktiver und aufmerksamer. Aber abgenommen hatte ich nicht. Dennoch war ich zufrieden. Jeden Tag aß ich, bis ich satt war. Morgens, mittags, abends - es spielte keine Rolle. Hungergefühl war aus meinem Leben gestrichen, ohne dass ich Gewicht zulegte.

Lust auf Bewegung kam ganz von selbst

Als ich bemerkte, dass ich auch gerne körperlich aktiver wäre, dachte ich zuerst daran, vielleicht zu joggen oder ins Fitnessstudio zu gehen. Dazu hätte ich aber meinen 'inneren Schweinehund' überwinden müssen. Also ließ ich es bleiben. Ich erinnerte mich, dass man mich als Kind nicht zwingen musste, mich zu bewegen. Was mir Spaß machte, tat ich einfach. Warum sollte das im Alter über 50 nicht genauso funktionieren?

Ich probierte einfach etwas aus, worauf ich mich freute. Es war Klettern in der Halle, mein Sohn hatte mich im Urlaub dazu überredet, mit ihm einen Kurs zu machen. Völlig ohne Ehrgeiz oder das Ziel, Kalorien zu verbrennen. Es machte einfach nur Spaß.

Keine Rückenschmerzen mehr und plötzlich weniger Gewicht

Nach ein paarmal Klettern waren meine Rückenschmerzen, die ich zuvor gelegentlich hatte, plötzlich weg. Und irgendwann war es soweit - meine Waage zeigte ein Kilo weniger an. Nach über einem Monat seit der Ernährungsumstellung klingt dies wie nichts. Aber ich musste mich ja nicht quälen. Im Gegenteil, mir ging es besser als je zuvor.

Der positive Teufelskreis

Langsam baute ich Muskelmasse auf. Durch den höheren Grundumsatz der Muskeln verbrauchte ich ganz von selbst mehr Kalorien. Die Gewichtsreduktion nahm zu, jetzt nahm ich pro Woche ein Kilogramm ab. Ohne zu hungern. Und der Appetit auf Sport wuchs, weil es einfach Spaß machte. Ich fing sogar an, weitere Sportarten auszuprobieren.

Nach ein paar Wochen kam der Zeitpunkt, mich zu bremsen. Ich hatte zu viel Bewegung, lief Gefahr, dass mein Bewegungsapparat (Sehnen, Bänder), der über viele Jahre eingerostet war, Schaden davontragen könnte. Und die Gewichtsabnahme erreichte zwei Kilogramm die Woche. Das war mir zu viel, so konnte es ja nicht lange weitergehen! Die Anreize für den Körper, Fett abzubauen, konnte ich jetzt langsam zurückfahren.

Die neue Normalität und die Entscheidung zu 1234Fit

Nach vier Monaten und 15 kg weniger auf der Waage, stand für mich fest: Ich habe es geschafft! Was ich Ihnen hier leider nicht beschreiben kann, ist das neue Lebensgefühl, das ich seither habe. Heißhunger - um nur ein Beispiel zu nennen - ist jetzt ein Fremdwort für mich. Wenn Sie Ihre Ernährung umgestellt haben und wieder topfit sind, werden Sie nachvollziehen können, wovon ich spreche!

Inzwischen ist viel Zeit vergangen, die gesunde Ernährung habe ich dauerhaft in meinem Leben verankert, genauso wie den Freizeitsport. Gewichtsprobleme hatte ich seitdem nicht einmal ansatzweise.

Basierend auf den eigenen Erfahrungen habe ich die Methode 1234Fit (in Anlehnung an die 'vier Schritte') entwickelt, um Personen, die sich in einer ähnlichen Situation befinden wie ich früher, einen einfach umsetzbaren Leitfaden zu geben, um wieder dauerhaft fit zu werden.

Tipp: Wie wiege ich mich?

Auch wenn Sie sich keine Ziele zum Abnehmen setzen sollten, so ist es doch hilfreich zu sehen, wie sich das Körpergewicht mit der Zeit entwickelt. Beginnen Sie damit ruhig schon in Schritt 1.

Zunächst sollten Sie prüfen, was für eine Körperwaage Sie zur Verfügung haben. Eine analoge Waage mit einer Drehscheibe ist meist unpraktisch zum Ablesen. Die Investition in eine Waage mit einer digitalen Anzeige ist nicht zwingend erforderlich, ist aber durchaus empfehlenswert.

Eine digitale Personenwaage von einem Markenhersteller bekommen Sie schon in der Preisspanne von 15 bis 35 Euro. Die meisten Waagen haben eine Anzeigeunterteilung von 0,1 kg, was in der Praxis völlig genügt. Die tatsächliche Genauigkeit liegt meist im Bereich von 0,2 bis 0,4 kg. Da Ihr Gewicht täglichen Schwankungen unterliegt, lohnt sich die Investition in eine präzisere Waage nicht. Ob Sie eine Waage mit weiteren Funktionen kaufen, ist persönliche Geschmackssache - die Ermittlung von Körperfett beispielsweise ist in der Regel eher eine Spielerei, da sie viel zu ungenau ist.

Beim täglichen Wiegen sollten Sie eine Routine entwickeln. Ich wiege mich z.B. jeden Morgen nach dem Aufstehen und dem Toilettengang, ohne Kleidung. Es spielt keine Rolle, ob Sie sich morgens oder abends, vor oder nach der Toilette, mit oder ohne Unterwäsche wiegen. Zur Vergleichbarkeit ist es aber empfehlenswert, immer gleich vorzugehen.

Wenn Sie sich regelmäßig wiegen, merken Sie, dass das Gewicht täglich schwankt. Eine Schwankung von 0,5 bis 1 kg ist keine Seltenheit. Einen großen Einfluss hat natürlich auch die Menge an Flüssigkeit, die Sie am Vortag zu sich genommen haben. Die Schwankung bedeutet also noch nicht, dass Sie zu- oder abgenommen haben. Am einfachsten ist es, wenn Sie sich den Bereich merken, in dem die Werte liegen. Erst wenn die Werte dauerhaft aus diesem Bereich nach unten oder oben ausbrechen, können Sie von einer Abnahme bzw. Zunahme des Körpergewichtes ausgehen.

Beispiel: Ihr Gewicht pendelt im Bereich zwischen 90,5 und 91,5 kg. Merken Sie sich diese beiden Extremwerte. Sie haben also ein Durchschnittgewicht von ca. 91 kg. Wenn Sie nach einer Weile bemerken, dass immer wieder tiefere Werte als 90,5 kg auftreten und der Höchstwert von 91,5 kg nicht mehr erreicht wird, dann nehmen Sie ab. Bei neuen Tiefstwerten von 89,5 kg haben Sie dementsprechend etwa ein Kilo abgenommen und ihr Durchschnittsgewicht beträgt jetzt 90 statt 91 kg.

Umgekehrtes gilt, wenn Sie zunehmen - dann messen Sie entsprechend größere Höchstwerte und erreichen den alten Tiefstwert nicht mehr.

Tipp: Schnellcheck Gericht – Trojanische Pferde identifizieren

Dieser Tipp soll Ihnen helfen, schnell und intuitiv kritische Bestandteile in einer Zubereitung oder einer Mahlzeit zu erkennen.

Stellen Sie sich dazu in Gedanken vor, Sie würden die wichtigsten Bestandteile des Gerichts voneinander trennen. Und dann verzehren Sie diese Zutaten einzeln und nacheinander - also nicht in der Mischung wie sie im Gericht vorliegt. Würden Sie dadurch weniger von manchen Zutaten zu sich nehmen?

Natürlich könnten Sie eine derartige Prüfung auch tatsächlich vornehmen, aber in der Regel genügt es völlig, sich dies vorzustellen.

Das Prinzip wird an drei Beispielen erläutert.

<u>Beispiel 1 – Gerichte mit ausschließlich natürlichen Zutaten</u>

Ein Obstsalat ganz aus natürlichen Zutaten könnte z.B. aus einer Banane, einem Apfel, einer Handvoll Walnüsse und ein paar Erdbeeren bestehen. Kleingeschnitten und miteinander vermengt sind die Zutaten im fertigen Obstsalat enthalten.

Wenn Sie sich in Gedanken vorstellen, diese Zutaten zu trennen und nacheinander zu verzehren, bedeutet das, dass Sie z.B. zuerst die Banane essen, dann den Apfel, dann die Walnüsse und zuletzt die Erdbeeren. Würden Sie dadurch mehr oder weniger von einer Zutat essen?

Es ist unwahrscheinlich, dass Sie auf die eine oder andere Art deutlich mehr konsumieren würden. Nur weil Sie diese Zutaten getrennt essen oder miteinander vermengen, würden Sie nicht - um ein Beispiel zu nennen - drei statt nur einer Banane verzehren wollen, oder? Der gemischte Obstsalat schmeckt vielleicht interessanter, aber letztlich macht es keinen großen Unterschied, ob Sie die Bestandteile einzeln oder zusammen verzehren.

Generell stellen Sie fest, dass Sie bei einem Gericht, welches nur natürliche Zutaten enthält, durch das Gedankenexperiment zumindest keinen deutlichen Unterschied feststellen werden.

Das gilt natürlich nicht nur für Obstsalat. Stellen Sie sich ein Grillsteak oder einen gegrillten Fisch vor, aber Achtung – nur mit natürlichen Zutaten gewürzt - also z.B. mit Salz und Pfeffer sowie ein paar Kräutern. Zu diesem Grillsteak oder Fisch gibt es Gemüse und Reis.

Im Gedankenexperiment essen Sie also nicht dieses Gericht, sondern die Hauptbestandteile einzeln und nacheinander. Sie essen also z.B. zuerst das Steak oder den Fisch komplett auf, erst dann das Gemüse und zum Schluss den Reis. Auch hier werden Sie feststellen, dass Sie nicht plötzlich die doppelte oder die dreifache Menge in der Mischung verzehren werden. Das Gericht ist nur eine abwechslungsreiche und interessante Art, diese natürlichen Zutaten zu verspeisen, mehr nicht.

Beispiel 2 – Eine natürliche Zutat mit einer industriell gefertigten Zutat

Ganz anders kann dies aussehen, wenn Sie eine natürliche Zutat mit einer künstlich hergestellten, industriell gefertigten Zutat kombinieren. Hier kann ein „trojanisches Pferd" lauern. Ein typisches Beispiel dafür ist die Kombination von natürlichem Reis mit industriell gefertigter Sojasauce. Statt Sojasauce können Sie sich natürlich auch Ketchup oder eine süßsaure Sauce vorstellen.

Wenn Sie hier die Zutaten in Gedanken trennen, bedeutet dies z.B., dass Sie zuerst den Reis komplett verzehren, dann erst die Sauce.

Bei mir verhält es sich so:

- Ich kann mir vorstellen, dass ich falls ich sehr hungrig bin - also z.B. einen Tag lang nichts gegessen habe – reichlich Reis ohne weitere Zutaten essen werde. Mein Körper wird mir signalisieren, dass er Hunger hat und ich werde mit Vergnügen den an sich faden Reis verspeisen.
- Habe ich stattdessen gefrühstückt und der Reis steht zum Mittagessen auf dem Plan, dann werde ich nicht viel davon essen. Nach ein paar Löffeln signalisiert der Körper, dass es genug ist.
- Die zweite Zutat, die Sojasauce, würde ich eigentlich ungern pur verspeisen wollen. Sie ist viel zu salzig und durch den Zusatz von Geschmacksverstärker viel zu würzig.

Eines ist aber auf jeden Fall klar. Von Reis mit Sojasauce kann man viel mehr verspeisen als von Reis ohne Sojasauce. Vielleicht isst man das Doppelte, vielleicht das Drei- oder Vierfache davon. Im Gegensatz zu Beispiel 1 werden Sie hier beim Gedankenexperiment also einen deutlichen Unterschied feststellen. Und falls Sie dies nicht glauben, dann probieren Sie es einfach mal bei der nächsten Gelegenheit im Restaurant oder in Ihrer Küche tatsächlich aus.

Die Sojasauce ist also gewissermaßen ein „trojanisches Pferd", welches dem Körper viel mehr von dem natürlichen Lebensmittel Reis zuführt, als dieser sonst zu sich nehmen würde.

Das Gleiche werden Sie feststellen, wenn Sie das Grillfleisch aus Beispiel 1 jetzt (gedanklich) mit einer Barbecue Sauce oder mit Ketchup versehen. Sie werden durch die Mischung tendenziell mehr Fleisch zu sich nehmen.

Hier ist die Mischung also nicht nur leckerer, sondern Sie essen auch mehr von der natürlichen Zutat. Aber macht das auch Sinn? Falls Sie Gewicht zulegen wollen oder z.B. extensiv Sport treiben und große Mengen an Nahrung zu sich nehmen müssen, kann es eine clevere Methode sein, um dem Körper mehr Nahrung zuzuführen, als er eigentlich ohne die Beigabe der industriell gefertigte Zutat verzehren würde.

Aber wenn Sie Übergewicht haben und vielleicht abnehmen wollen, dann ist dies sicherlich der falsche Weg, um fitter zu werden. Falls Ihr Gedankenexperiment zu einem Gericht, dass Sie verspeisen wollen, ähnlich wie in Beispiel 2 ausfällt, und Sie ein „trojanisches Pferd" identifizieren, sollten Sie sich also überlegen, ob Sie die künstliche Zutat einfach weglassen oder zumindest deutlich weniger davon verwenden.

<u>Beispiel 3 – Rein industriell gefertigtes, gleichzeitig süßes und fettiges Lebensmittel</u>

Bei rein industriell gefertigten Lebensmitteln kann es sogar vorkommen, dass Sie die Komponenten einzeln gar nicht verspeisen würden. Ein typisches Beispiel dafür sind Produkte, die große Mengen an Fett und an Zucker gleichzeitig enthalten, wie z.B. ein Schokoriegel oder Milchspeiseeis.

Bevor wir hier überlegen, zu welchem Ergebnis das Gedanken-experiment führen könnte, möchte ich eine Anmerkung dazu machen: In der Natur finden sich keine Nahrungsmittel, die gleichzeitig hohe Mengen an Fett und Zucker aufweisen. Fettiges Fleisch wie Bauchspeck enthält nicht gleichzeitig Zucker. Süße

Nahrungsmittel wie z.B. Weintrauben enthalten keinen nennenswerten Anteil an Fett. Die Kombination aus Fett und Zucker in großen Mengen ist also ein rein künstliches Phänomen.

Wenn Sie den Schokoriegel gedanklich trennen, dann ergeben sich als Hauptbestandteile Fett und Zucker. Stellen Sie sich also vor, wie Sie zuerst das Fett verspeisen, z.B. die Fettränder eines durchwachsenen Stück Fleisches. Oder Butter, welches zu mehr als 80% aus Fett besteht, auf einem Löffel serviert. Keine appetitliche Vorstellung?

Dann stellen Sie sich vor, Zucker zu essen, z.B. als Würfelzucker oder aus dem Zuckerstreuer. Auch hier würden Sie garantiert keine größeren Mengen verzehren wollen, weil Sie ganz schnell ein unangenehm süßes Gefühl im Mund hätten.

Bei solch einem Produkt wie dem Schokoriegel würden wir also laut Gedankenexperiment die einzelnen Komponenten oder Zutaten nicht nur in geringeren Mengen, sondern eigentlich gar nicht verspeisen wollen. Hier haben wir es gewissermaßen mit einer Kombination aus „trojanischen Pferden" (hier Fett und Zucker) zu tun, die dem Körper Nahrungsbestandteile zuführen, die einzeln nicht in signifikanten Mengen in den Körper gelangen würden.

Fazit

Wenn Sie also beim Gedankenexperiment, die Hauptbestandteile des Gerichts zu trennen und einzeln zu verspeisen, feststellen, dass Sie davon deutlich weniger essen würden, dann sollten Sie die kritischen Bestandteile („trojanische Pferde") auch nicht in der Mischung verzehren oder nur in deutlich reduzierter Menge.[1]

Probieren Sie es einfach einmal aus! Es dauert in der Regel nur ein paar Sekunden, bis Sie sich eine Meinung zu einem Gericht gebildet haben.

[1] Ausnahme: Bei Salaten oder Gemüse, die ggf. mit gesunden natürlichen Zutaten (Essig und Öl bzw. natürliche Gewürze) in größeren Mengen verspeist werden als ohne diese Zutaten, brauchen Sie natürlich nicht die Mengen reduzieren

Der Jo-Jo-Effekt – einfach erklärt

Einige Diäten versprechen eine hohe Gewichtsabnahme von 3 oder 5 Kilo in der ersten Woche. Und auch in den nachfolgenden Wochen wird großer Wert darauf gelegt, dass die Teilnehmer der Diät möglichst schnell abnehmen. Je höher die Gewichtsabnahme und je geringer die dazu erforderliche Zeitspanne, umso werbewirksamer sind die Ergebnisse schließlich. 5 Kilo in einer Woche! 12 Kilos in 5 Wochen! 32 Kilo in 3 Monaten! Das klingt doch gut?

Falls Sie schon einmal eine derartige Diät mehr oder weniger erfolgreich absolviert haben, wissen Sie, dass die verlorenen Pfunde meist sehr schnell wieder zurückkehren. Man spricht vom sogenannten Jo-Jo-Effekt.

Was passiert, wenn Sie eine sehr intensive Diät (z.B. eine 50%-Kaloriendiät oder Nulldiät) und ein hartes Training absolvieren? Zunächst baut der Körper die Kohlenhydratreserven im Gewebe ab, die sich in einer Menge von etwa 600 Gramm im Körper befinden. Das in den Kohlenhydratreserven eingelagerte Wasser (ca. 2 kg) verliert der Körper dabei auch. Dann beginnt der Abbau von Muskelgewebe und von Fettgewebe, um den Energiebedarf trotz Nahrungsentzug decken zu können.

Wenn Sie sich genügend gequält haben, können Sie nach einer Woche vielleicht sogar eine Gewichtsreduktion von 5 kg auf der Waage feststellen. Die Gewichtsreduktion setzt sich dabei wie folgt zusammen (grobe Indikation):

- 2,0 kg Wasser (zuvor in Kohlenhydratreserve eingelagert)
- 0,6 kg Kohlenhydratreserve (Glykogenspeicher)
- 0,4 kg Muskelmasse
- 2,0 kg Fett

Obwohl Sie also auf der Waage tatsächlich 5 kg weniger wiegen, haben Sie nur 2 kg Fett reduziert.

In der zweiten Woche der Diät wird es sehr viel schwieriger, weiter an Gewicht zu verlieren. Zum einen ist das eingelagerte Wasser der Kohlenhydratreserven schon weg. Zum anderen hat Ihre Muskelmasse abgenommen, damit sinkt leider auch der Grundumsatz des Körpers, d.h. Sie verbrauchen auch im Ruhezustand jetzt noch weniger Kalorien als vor der Diät. Wenn Sie Ihre Anstrengungen beim Sport intensivieren, schaffen Sie trotz höheren Aufwandes vielleicht nur noch eine Gewichtsabnahme von 2 bis 3 kg.

Über die restliche Zeit der Diät nimmt die Muskelmasse ab und damit sinkt auch die weitere Gewichtsabnahme, die Sie bei gleicher Trainingsintensität erzielen können, kontinuierlich ab (reduzierter Grundumsatz).

Nach der Diät setzt dann der Jo-Jo-Effekt ein. Er besteht im Wesentlichen aus zwei Komponenten:

- Kurzfristige Zunahme von 2 bis 3 kg durch Auffüllen der Kohlenhydratreserven und des darin eingelagerten Wassers (innerhalb von 1 bis 3 Tagen)
- Mittelfristig wird wieder Fett aufgebaut in einer Geschwindigkeit von 0,5 bis 2 kg pro Woche - dies erfolgt in der Regel sogar schneller als vor der Diät, da der Grundumsatz des Körpers durch den geringeren Muskelanteil niedriger ist.

In wenigen Wochen oder Monaten ist also der Effekt der Diät vollständig verpufft. Mit etwas Pech ist das Gewicht sogar noch höher als vor der Diät.

Das Ergebnis des Jo-Jo-Effektes ist, dass Sie Ihrem Körper damit geschadet und langfristig keinen positiven Effekt bewirkt haben.

Es gibt keine seriöse Methode, um sehr schnell abzunehmen und dabei gesund zu bleiben. Denken Sie bitte daran - das Übergewicht ist nur ein Symptom, nicht die Ursache. Ohne die Ursache zu bekämpfen (in der Regel falsche Ernährung und mangelnde Bewegung), wird das Übergewicht früher oder später zurückkehren.

Auflösungen zu den Übungsfragen der Fallbeispiele

Frage 1: Antwort c) ist richtig.

Frage 2: „Barbecue Sauce" und „Ketchup" sollten wegen des hohen Zuckergehalts gemieden werden. „Sojasauce" sollte wegen des Anteils an Salz und Glutamat (Geschmacksverstärker) gemieden werden.

Frage 3: Antwort b) ist richtig.

Frage 4: Das Rezept kann verwendet werden. Zur Herstellung der Brühe sollte sparsam mit Brühwürfeln umgegangen werden, zusätzliches Salzen ist nicht erforderlich. (Hinweis: Harissa ist eine scharfe Gewürzpaste mit Chili und bei normaler Verwendung kein Problem)

Frage 5: Antworten b) und c) sind richtig.

Frage 6: Das halbe Hähnchen wäre die beste Wahl.

Frage 7: Das panierte Schnitzel mit Salat und ggf. einer Folien-kartoffel wäre die beste Wahl.

Frage 8: Die Remoulade wird nicht angerührt (oder nur sehr sparsam verzehrt).

Wochenplan: Beispiel für Schritt 1-3

Dieser Wochenplan ist ein Beispiel, wie eine ausgewogene Ernährung in den Programmschritten 1 bis 3 aussehen kann, sofern keine Unverträglichkeiten gegen Lebensmittel bestehen. Fleisch, Fisch und Eier sind fett markiert (nicht täglich zu verzehren).

Montag

Vormittags[1]: Müsli - Obst, Beeren, Walnüsse, Basis-Müsli, Milch

Mittags[1]: **Steak** mit Gemüse (Karotten, Paprika)

Snack zwischendurch: Banane

Abends: Naturjoghurt mit Obst

Snack abends[1]: Käse mit Oliven

Dienstag

Vormittags[1]: **2 Rühreier** mit Kräutern und 1 Scheibe Brot mit Körnern

Snack zwischendurch: Apfel

Mittags[2]: **Fischfilet** und Brokkoli-Gemüse

Abends[5]: Gemüseeintopf

Snack abends[1]: ungesalzene Erdnüsse

Mittwoch

Vormittags[1]: Müsli - Obst, Basis-Müsli, Milch

Snack zwischendurch: Birne

Mittags[2]: Grünkohlauflauf (vegetarisch)

Abends: Wok-Gemüse und Reis

Snack abends[1]: Gemüsestreifen mit Joghurt-Kräuter Dip

[1] Fallbeispiel „Zuhause kochen"
[2] Fallbeispiel „In der Kantine"
[3] Fertiggericht vom Supermarkt
[4] Fallbeispiel „Am Imbiss-Stand"
[5] Fallbeispiel „Rezepte anpassen"
[6] Fallbeispiel „Im Restaurant"

Donnerstag

Vormittags: Naturquark mit frischem Obst und Beeren

Snack zwischendurch: Walnüsse

Mittags[4]: **Döner**-Teller mit Sauce und wenig Fladenbrot

Abends: Verschiedene Käsesorten und 1 Scheibe Brot

Freitag

Vormittags: Vollkorn-Sandwich mit **Thunfisch** und Salat

Mittags[1]: Rosenkohl und Kartoffeln im Gartopf

Snack zwischendurch: Birne

Abends[5]: Tomatensuppe geeist

Samstag

Vormittags: Mango und Papaya

Snack zwischendurch: Apfel

Mittags[1]: Gemüse (Karotten, Paprika) und **1 Rührei** mit Kräutern

Abends[3]: Stremel-**Lachs** Pfeffer und 1 Scheibe Brot mit Körnern

Snack abends[1]: Gemüsestreifen mit Joghurt-Kräuter Dip

Sonntag

Vormittags: Käse und 1 Scheibe Brot mit Körnern

Snack zwischendurch: Banane

Mittags[5]: Ofenkartoffeln mit frischen Kräutern

Abends[6]: **Gyros** mit Tzatziki und Salat (Griechisches Restaurant)

Wochenplan: Beispiel für Schritt 4

Dieser Wochenplan ist ein Beispiel, wie eine ausgewogene Ernährung in Programmschritt 4 aussehen kann, sofern keine Unverträglichkeiten gegen Lebensmittel bestehen. Fleisch, Fisch und Eier sind fett markiert (nicht täglich zu verzehren).

Montag

Vormittags: Naturquark mit frischem Obst und Beeren

Snack zwischendurch: Apfel

Mittags[2]: **Jägerschnitzel** mit Petersilienkartoffeln

Abends: Feldsalat mit 2 Scheiben Brot mit Körnern

Snack abends[1]: ungesalzene Erdnüsse

Dienstag

Vormittags[1]: Müsli - Obst, Basis-Müsli, Milch

Mittags[5]: **Sauerbraten** (mediterran)

Snack zwischendurch: Birne

Abends[5]: Italienischer Nudelsalat, Rucola, getrocknete Tomaten

Snack abends[1]: Käse mit Trauben

Mittwoch

Vormittags[1]: **2 Rühreier** mit Kräutern, 2 Scheiben Brot mit Körnern

Mittags[6]: Okra-Gemüse (Indisches Restaurant)

Snack zwischendurch: Banane

Abends[1]: Rosenkohl, Möhren und Kartoffeln im Gartopf

Snack abends[1]: Gemüsestreifen mit Joghurt-Kräuter Dip

[1] Fallbeispiel „Zuhause kochen"
[2] Fallbeispiel „In der Kantine"
[3] Fertiggericht vom Supermarkt
[4] Fallbeispiel „Am Imbiss-Stand"
[5] Fallbeispiel „Rezepte anpassen"
[6] Fallbeispiel „Im Restaurant"

Donnerstag

Vormittags: Vollkorn-Sandwich mit **Ei** und Salat

Mittags[4]: **Leberkäse** mit Senf und Brötchen (Metzger)

Snack zwischendurch: Apfel

Abends: Käse mit Oliven und 2 Scheiben Brot

Freitag

Vormittags[1]: Müsli - Obst, Beeren, Basis-Müsli, Milch

Snack zwischendurch: Walnüsse

Mittags: Wok-Gemüse und Reis

Abends[3]: **Forellenfilet**, 2 Scheiben Brot mit Körnern

Snack abends[1]: Gemüsestreifen mit Joghurt-Kräuter Dip

Samstag

Vormittags: Früchte, Vollkornsandwich, Glas Orangensaft

Mittags[5]: Gemüseeintopf

Snack zwischendurch: Karotten

Abends[6]: **Meeresfrüchte** (Spanisches Restaurant)

Sonntag

Vormittags: Käse und 2 Scheiben Brot mit Körnern

Snack zwischendurch: Banane

Mittags[5]: Ofenkartoffeln mit frischen Kräutern

Abends[5]: Gefüllter Pfannkuchen

Lebensmittelliste

Die Kennzeichnungen in dieser Liste berücksichtigen keine Lebensmittel-unverträglichkeiten. Lebensmittel **ohne Kennzeichnung** können unter Berücksichtigung der Empfehlungen zur Ernährungspyramide in normalen Mengen verzehrt werden.
Die **Kennzeichnungen** bedeuten:

* In Maßen verzehren	** Auf Verzehr ganz verzichten
[1] In Schritt 1-3 sparsam verwenden	(?) Produktabhängig

Ahornsirup** 82
Aioli 93
Ajvar 93
Apfel 54

Backwaren (?) 90
Baguette* 53
Banane 54
Barbecue Saucen** 93
Berliner** 53
Bier* 53, 90
Bohnen 111
Brötchen[1] 90
Brot[1] 90
Brotaufstrich (?) 106
Bratkartoffeln** 53
Bratwurst 150
Brezeln* 53
Burger** 66
Butter* 104
Buttermilch (sauer) 105
Butterschmalz* 105

Cappuccino* 106
Cerealien (?) 107
Chips** 53, 66
Cornflakes** 53
Creme double 105
Creme fraiche 105
Croissant* 53
Currywurst** 150

Desserts (?) 112
Diätprodukte (fettarm) 91, 103
Diätprodukte** (Zuckerersatz) 91
Dickmilch 105
Döner 152

Dönersauce 93
Dressing (?) 91

Eier 39, 103
Eistee** (gesüßt) 63, 96
Energydrink** 63, 96
Erbsen 54, 111
Essig 110

Fastfood** 66
Fertiggerichte (?) 109
Fisch 39, 101
Fleisch 39, 101
Fruchtjoghurt** 103, 104
Fruchtsaft* 92

Gemüse 54, 100
Getränke (?) 63, 112
Getreideprodukte[1] 39
Gewürze (?) 110
Grundzutaten (?) 110
Gyros 152, 165

Haferflocken[1] 54
Halbes Hähnchen 150
Honig** 53, 82, 106
Hülsenfrüchte 111

Internationale Spezialität (?) 111

Käse 103
Käsepizza[1] 54
Kaffee 106
Kaffeesahne (ohne Zucker) 105
Kakao (?) 106
Karotten 54
Kartoffelprodukte[1] 39

Stichwortverzeichnis